Este es un gran libro para cualquier persona interesada en conocer los principios básicos de cómo funciona todo "ahí abajo", y que hay respuestas médicas a la mayoría de los problemas urológicos. Como dice la autora, Madeline Zech Ruiz: «Si tienes una vagina o un pene, ¡tienes que leer este libro!» En este divertido manual de urología, Ruiz sostiene que ya es hora de que la sociedad supere su molestia en relación a nuestro sistema de tuberías. No sólo proporciona información crítica sobre ese aparato, tanto para hombres como para mujeres, sino que también anima a los lectores a ser participantes proactivos para mantenerlo sano. ¡Una lectura muy educativa y entretenida!

– Kirkus Reviews

Me Casé con un Urólogo

¡Mantenga Sus Tuberías Sanas!

Madeline Zech Ruiz

Este libro es una lectura indispensable para cualquier persona que tenga un pene o una vagina y todas las características que acompañan a cada uno de estos elementos. La autora ha hecho un trabajo excelente explicando los problemas urológicos y sus soluciones en términos sencillos para que todo el mundo los entienda. Este libro está bien escrito y es entretenido, a pesar de que ofrece información sólida que seguramente ayudará.

Henry E. Ruiz, M.D., P.A.
Presidente, Departamento de Urología, Director en el Doctors Hospital en Renaissance, Profesor Clínico Asociado de Cirugía en el Instituto de Urología en Renaissance, Facultad de Medicina de la Universidad de Texas Rio Grande Valley

Todos los hombres y mujeres del mundo deberían saber más sobre las condiciones urológicas. Es a través de libros como éste que el conocimiento se convertirá en una mejor salud.

Ian M. Thompson, Jr. M.D.
Miembro del Grupo de Urología de Texas
Ex presidente del Departamento de Urología de la Universidad de Texas San Antonio
Ex presidente de la Asociación Americana de Urología Ex presidente de la Junta Americana de Urología

Este es un libro sobre aquellas cuestiones urológicas que experimentan tanto los hombres como las mujeres Así que prepárense señoras - Madeline ilumina de manera sencilla esas partes urológicas propias con la esperanza de que puedan ser ayudadas en caso de que vayan mal.

Mandie Tibball Svatek, M.D.
Profesora Asociada de Pediatría, UT Health San Antonio, TX

ME CASÉ CON UN URÓLOGO

¡MANTENGA SUS TUBERÍAS SANAS!

MADELINE ZECH RUIZ

ISBN 978-1-952114-44-1

eBook disponible en todos los sitios de venta de libros digitales.

Debido a ciertas políticas restrictivas de Amazon.com, este nuevo libro no incluye material cuestionable de *Me casé con el Doctor Pene*, el título anterior de Madeline Zech Ruiz. Esa primera versión contiene fotos clínicas urológicas que ahora se pueden encontrar en www.IMarriedaUrologist.com.

Título original: I Married a Urologist – Keep Your Human Plumbing Healthy!

Traducción de: Camilla Lucchetti, camilla.lucchetti@gmail.com

Diseño de la portada: Aleksandar Petrovic, vajsman@gmail.com

Diseño gráfico: Goran Skakic, www.tamigo.co

Veronica Lane Books

Books That Make a Difference!

2554 Lincoln Blvd. Ste 142, Los Angeles, CA 90291 USA

Tel: +1(833)VLBOOKS +1(833-852-6657)

www.veronicalanebooks.com

email: etan@veronicalanebooks.com

Número de control de la Biblioteca del Congreso: 2020902782

Impreso en los Estados Unidos de América

PRÓLOGO

Los números son asombrosos, y nadie quiere hablar de esto. Más de la mitad de los hombres de este país se ven afectados en algún momento de sus vidas por la disfunción eréctil. Muchos de ellos serán diagnosticados con cáncer de próstata o tendrán dificultad para orinar.

Cuando hablamos de problemas persistentes para lograr la excitación sexual, alcanzar el orgasmo o lidiar con el dolor durante el sexo, las mujeres no se quedan atrás. Mézclalo todo y terminarás perdiendo el deseo sexual.

Agrégale a ambos sexos problemas en "las tuberías" como la incontinencia y sentirás ganas de reír y llorar al mismo tiempo. Pero, ¡ cuidado o te arriesgarías a mojar en los pantalones!

Aunque no es cuestión de risa, la urología será la conversación más entretenida que tendrás con tus amigos más cercanos. Leyendo este libro te reirás a carcajadas, mientras encuentras las respuestas a cómo arreglar las cosas allá abajo. Encontrará las respuestas para que su sistema urinario y reproductivo funcione de nuevo y recupere tu calidad de vida.

Independientemente de tu orientación sexual, este libro se centra en la función de los penes y las vaginas y en cómo estos pueden afectar a su vida diaria.

Al final, todos estamos conectados internamente por nuestras tuberías y todo lo que tiene que ver con ellas. Esta visión realista acerca de nuestra fontanería humana debería darnos una perspectiva saludable de la humanidad. La urología es un recordatorio básico para esforzarnos en ser amables con todas las personas, sin importar lo diferentes que creamos ser. Los conflictos urológicos son un ecualizador para la raza humana.

La autora ha estado casada por casi 20 años con su esposo el urólogo reconstructor, "El Doctor". Él tiene uno de los consultorios médicos más concurridos de la ciudad, lo cual le ha ayudado a crear fácilmente una lista de los "10 Tipos Principales" de problemas urológicos más frecuentes tanto para hombres como para mujeres.

Como esposa del Doctor, la autora traduce situaciones médicas urológicas de manera sensible y humorística.

Este libro es lo suficientemente gentil para ser leído por cualquier hombre, lo bastante divertido para ser disfrutado por cualquier mujer y lo suficientemente educativo para darle una copia a todas tus personas conocidas. La esposa del Doctor hace que hablar de urología sea algo seguro y tolerante y promueve la aceptación de tus tuberías.

ACERCA DE LA AUTORA

Madeline Zech Ruiz

madrzech@gmail.com

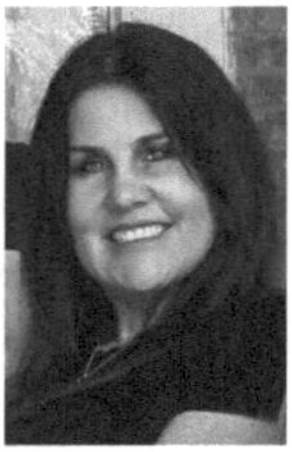

Madeline Zech Ruiz Ruiz tiene un Master en Administración de Empresas (MBA) y trabajó en Corporate America antes de conocer a su esposo. Es madre de dos hijos y se encarga de sus padres mayores. Ella es la esposa del Doctor y ha estado viviendo en la Universidad de Vejiga, Útero, Pene y Vagina durante los últimos 20 años con su esposo urólogo reconstructor en el sur de Texas. Actualmente, maneja todas las consultas urológicas secretas de cualquier persona lo suficientemente valiente para pedir ayuda al Doctor y disfruta sirviendo a su comunidad en este proceso. Ella nació en Seattle, Washington y se crió en Olympia, Washington.

CONTENIDOS

1. ¿Cómo pudo pasarme esto?
Deja que el viaje comience a abrir tu corazón y mente 1

2. Juego urológico previo
Compartir es confiar 7

3. De las fuerzas armadas a la ciudad pequeña, EE.UU.
Lo desconocido está aún por descubrir 15

4. La pasión del pene y el descubrimiento de la vagina
La pasión no conoce reglas 19

5. El tamaño del pene en la sociedad
La aceptación comienza desde el interior 25

6. Mi matrimonio impotente
Ama lo suficiente para dejar ir 29

7. ¿Dónde diablos está mi hermoso tronco?
Las mentes curiosas encuentran respuestas 35

8. Eyaculación precoz - ¡La maravilla de un minuto!
El control tiene su lugar y su momento 41

9. Prótesis de pene - ¡sí, es real y funciona!
Las alternativas despiertan el alma 47

10. Diabetes y disfunción eréctil
Siéntase bien y sea libre 65

11. ¿Hace frío afuera o se están encogiendo?
Las ilusiones están sólo en la mente 69

12. La próstata, alias La Estafadora
La fortaleza es una virtud subestimada 77

13. Los 3 tipos generales de cáncer de próstata sólo para hacerlo sencillo
Tratar de entender es un comienzo 81

14. No lo creo, ¿Los hombres también tienen pérdidas?
La humildad es ver la realidad 89

15. Tracción del pene. ¡Funciona!
Haz lo que puedas y persevera 95

16. Señoras, es su turno
El Doctor se especializa en la reconstrucción pélvica femenina . 101

17. Pérdidas: desde pequeñas gotas hasta el río Nilo
No lo abandones por cuestiones de esfuerzo 105

18. Prolapso pélvico - ¿Aún quieres tener sexo?
Los desafíos son oportunidades para seguir intentándolo 109

19. Falta de deseo - ¿Dónde diablos está mi vino?
Intentarlo es valiente 121

20. Compañías de cremas corporales - ¡hidrátenme esto!
Agiten esa varita mágica ahí abajo 131

21. Consejos sexuales para tu nueva tubería
Lo desconocido ilumina el alma cuando el miedo es derrotado .145

22. Visita a un urólogo o uroginecólogo 149

23. Terapia pélvica - no, no de esa clase
El aprendizaje es un regalo como ningún otro 151

24. Generación Y - Milénicos incluidos: ¿Estoy orinando todo el tiempo?
Dar un paso adelante es una oportunidad para la sabiduría 165

25. Las vasectomías y el bebé sorpresa
Conocer tus límites requiere esfuerzo 169

26. Los cálculos renales no discriminan
Sólo los valientes piden ayuda 177

27. El Doctor se convierte en el paciente
La realidad es necesaria a veces 185

28. Recuerdos de una vejiga trotamundos
Las verdades íntimas son una bendición para los demás 195

29. Sexo con el Doctor
Amar es el deseo más profundo del alma 199

Pensamientos finales
Abrir las puertas permite que tu alma se levante 201

Agradecimientos 205

Lista de recursos 207

1

¿CÓMO PUDO PASARME ESTO?

Deja que el viaje comience a abrir tu corazón y mente

Este es mi día típico:

- Consulta sobre la disfunción eréctil en el pasillo 6 junto al pan integral.
- Pregunta sobre una vagina con pérdidas después del orgasmo en el estacionamiento de la escuela secundaria.
- Interrupciones comùn de la próstata en el asiento del medio, Pasillo 8, seguidas de una conversación de una hora acerca de todos los problemas urinarios que ha tenido en los últimos dos años.

¡Y me encanta esto! ¿Quién iba a saber que podría hablar de todo lo relacionado con el pene y la vagina sin sonrojarme o comenzar a sudar solo con mencionar esas palabras? Me parece fascinante cuando completos extraños descubre de alguna manera que estoy casada con el Doctor y me pide ayuda con sus problemas más íntimos. No estoy segura de porque personas de todos los ámbitos sociales, y a veces completos desconocidos, serían lo suficientemente valientes para revelarme sus problemas urológicos más íntimos. ¿Tal vez sea porque soy rápida para dispensar una sonrisa o una conversación amistosa repentina?

Al ser una persona verdaderamente amable que siempre está dispuesta a ayudar, he tenido las experiencias humanas más maravillosas con gente de todo el mundo. Generar conexiones humanas y mostrar amor por los demás es realmente la mejor parte de mi vida.

A lo largo de los días en mi pequeña ciudad, con frecuencia soy sorprendida por los pacientes de mi esposo, tanto antiguos como actuales. Sólo para darles un ejemplo de cómo sucede esto, permítanme compartirles lo que pasa cuando estoy esperando inocentemente mi café en la cola de Starbucks. Mientras espero, como todo el mundo, deseando ardientemente la primera bebida caliente del día, aburrida, miro a mi alrededor y me pierdo en mi Smartphone. De repente miro por la ventana, veo un coche conocido que se detiene en el estacionamiento. Cuando el caballero sale de su auto, sé exactamente quién es y recuerdo cuando compartió conmigo su difícil situación urológica en la misma fila de Starbucks. Inmediatamente, comienzo a rezar para que no se dirija hacia mí con otra pregunta sobre penes que él quiere que le haga a mi esposo.

Me volteo rápidamente para que no pueda ver mi cara y mientras lo hago, casi choco con la señora de la panadería de nuestro supermercado local quien se alegra inmediatamente al verme. El pánico sólo era obvio para mí mientras que de alguna manera me las arreglé para ponerle una cálida y amistosa sonrisa que la hiciera sentir cómoda al acercarse. Ella siempre se esfuerza por buscarme en el supermercado para saludarme, abrazarme como si fuera su hija favorita y decirme lo agradecida que está con mi esposo por toda su ayuda. Hace poco me dijo que tenía programada una cita para arreglar su problema de prolapso pélvico. Ella también estaba en Starbucks ese día.

Todavía en la cola del café, la señora de la panadería me cuenta que ha asistido a todas sus citas con mi esposo y que tenía la esperanza de que él fuera capaz de arreglar su problema de prolapso pélvico que la atormentaba desde hace años.

Tengo que admitir que me encanta la gente. Lo que siempre me hizo sudar de estos encuentros y me obligó a lidiar con mi pudor, era la parte en la que hablábamos de penes y vaginas. He llegado a comprender que esto es simplemente otro de mis defectos. No soy una doctora, sino una mujer que cuida de sus hijos, padres y de un esposo exigente, que nunca está en casa porque tiene la capacidad de arreglar todo lo que tiene que ver con las tuberías de las personas. No es una carga ligera para llevar en la vida. Es especialmente difícil cuando todos los que hacen cola en Starbucks te escuchan y sabes que la próxima vez que te vean, ellos también llegarán a compartir sus problemas urológicos con la esperanza de encontrar ayuda para ellos mismos o para alguien que quieran.

Con el paso de los años y los cientos de personas que se han acercado a mí, me he detenido a pensar cuánta orina está recorriendo el planeta. El número de personas que me busca como misiles guiados con el fin de acceder al hombre que puede arreglar sus problemas al orinar, me ha hecho querer pararme y gritarle al mundo que hay una solución para sus problemas de tuberías.

Si alguien me hubiera advertido hace 20 años que así sería mi vida como esposa de un médico, hubiera corrido hacia otra dirección sin mirar atrás. Estoy hasta el cuello de la vida en un pequeño pueblo, donde es difícil mantener la privacidad y por alguna razón todo el mundo sabe que mi esposo es un urólogo urólogo que repara y reconstruye penes y vaginas. He sido absorbida por el vórtice de todos los temas urológicos a través del matrimonio con un médico. Lo que más me ha sorprendió es que no sé nada de urología pero he escuchado grandes historias que me han conmovido de cierta forma o me han hecho morir de risa.

Gracias a todas las interacciones humanas e historias urológicas, siempre recuerdo lo importante que es ser amable y compasivo. Como resultado, aprendí mucho sobre Urología en el camino. Sin embargo, sigo carcajeándome a escondidas y preguntándole al Doctor lo que creo deben ser preguntas estúpidas acerca de todos los ámbitos de la urología. Siempre me asegura que ninguna pregunta es estúpida cuando se trata de tratar de averiguar algo sobre mi fontanería. O la suya.

Todo este nuevo conocimiento en mi cabeza me ha hecho pensar, que tal vez soy como todos los demás que se acercan a mí con precaución, porque este tema no es algo que se discuta normalmente. Así que puedo relacionarme con ellos y su potencial estrés por una condición médica urológica. A través de este camino retorcido, mezclado con amabilidad y orina, he aprendido que realmente me importa y que me gusta poder ayudar, de alguna manera, a las personas de todos los ámbitos de la vida, ya sea que se trate de orinar o no.

Entonces, ¿por qué me abro a los extraños y recibo sus preguntas con un comportamiento cálido y amistoso? Porque he aprendido algo muy especial de mí misma. Soy un alma profunda y amorosa, y estoy descubriendo que está bien hablar de esto también.

Este viaje de encontrarme a mí misma a través de mis "actos aleatorios de bondad" hacia los demás, es realmente una historia sobre mi amor por ayudar, sanar y hacer del mundo un lugar mejor, una persona a la vez. Me importa la gente y quiero que sepan que son importantes. Lo hago cada vez que alguien se acerca para pedirme ayuda con sus problemas urológicos. Me tomo el tiempo necesario para detenerme y escuchar, no importa donde esté ni lo que esté haciendo.

No siempre es conveniente, ya que la mayoría del tiempo estoy tratando de cuidar a mi familia. Sin embargo, entiendo que se necesita un gran valor para acercarse a mí con una información tan íntima en un esfuerzo por conseguir ayuda de alguna manera.

Quizás las conversaciones abiertas sobre urología son un área en la que puedo ayudar a marcar la diferencia y ayudar a sanar relaciones íntimas. Cuando cualquier relación cercana se ve afectada, puede causar estrés y aislamiento. Los problemas urológicos pueden ser increíblemente aterradores porque no es fácil hablar de tu orina, tu pene o tu vagina. Estas tres palabras por sí solas pueden ser devastadoras.

Sin haber pasado por la escuela de medicina, me han puesto en una posición en la que creo que puedo tener un impacto positivo en la vida de las personas, simplemente siendo una especie de guía con una sonrisa amigable y un corazón abierto. He aprendido mucho a través de los problemas urológicos de otras personas mientras trato de conectarlas con el verdadero sanador, el Doctor. Estoy agradecida por la oportunidad de ser amable y de alguna manera hacer del mundo un lugar mejor, con una persona, un pene o una vagina a la vez.

Así que basta de hablar de mí, sigamos con algunas historias urológicas y los ajustes disponibles tanto para hombres como para mujeres que pueden cambiar vidas. Vamos a reírnos mucho juntos mientras aprendemos la verdad sobre nuestras propias tuberías, lo que sucede cuando fallan y qué podemos hacer al respecto.

2

JUEGO UROLÓGICO PREVIO

Compartir es confiar

El tema de los problemas urológicos me da un poco de vergüenza. Estoy segura de que debe ser igual de cierto para la mayoría de nosotros que no estamos en el campo de la medicina. Permítanme comenzar este libro diciendo que no soy médico ni pretendo tener ningún conocimiento médico sobre los temas que tan valientemente voy a exponer en términos sencillos para que todos podamos entender mejor lo que los médicos ya saben.

Te preguntarás por qué estoy escribiendo este libro tan revelador. Es porque durante los últimos 20 años más o menos, cientos de personas me han pedido que sea el enlace urológico entre ellos, los ciudadanos comunes, y mi esposo. Al principio era como si el ciego guiara al ciego, tanto en busca del médico como de su conocimiento. Cientos de futuros pacientes, sus cónyuges o completos desconocidos se han acercado a mí mientras intentaban acceder a una cita con mi esposo o encontrar respuestas a una serie de problemas urológicos.

Es gracioso cuando me hablan como si yo fuera el doctor. He tenido que escuchar personas decirme cosas que nunca quise oír y no existe manera alguna para borrarlas de mi mente. No tenía ni idea de que el cuerpo humano pudiera tener tantos problemas. Pero no soy médico, simplemente soy una persona externa, que casualmente tiene un asiento en primera fila al lado de mi esposo, el Doctor. Esta inusual situación me ha puesto en una posición única en muchas ocasiones, tanto en público como en cualquier lugar que puedas imaginar.

La vida con el Doctor ha sido un paseo salvaje, ya que me he convertido en el canal o la "puerta secreta" para acceder a sus servicios. Es como si me hubieran inducido a una sociedad secreta de tratamientos mágicos mientras alcanzaba casi el estatus de celebridad en nuestro pequeño pueblo debido a los dones médicos que mi esposo otorga a nuestra comunidad. Mi papel en esta sociedad no fue por elección ni inclinación. Esta nueva aventura en el mundo de la urología y cómo afecta a toda las personas en algún momento de la vida me ha hecho sentir humilde y me ha inspirado a ayudar.

Pero al comienzo, realmente no tenía idea de lo que mi esposo hacía como médico porque yo nunca había visitado a un urólogo. Hay cosas que no se aprenden hasta que debes saberlas. Especialmente cuando se trata de temas que son bastante personales o incómodos como la urología.

Al poco tiempo de mudarnos al pueblo, los miembros de la comunidad local empezaron a identificarnos como la familia del nuevo urólogo. Sucedió que mi esposo era el único hombre en un radio de 400 millas que podía proveer ciertos servicios urológicos especializados. Nuestro círculo de conocidos comenzó a crecer rápidamente, seguido de preguntas sobre cada problema urológico imaginable. Fue entonces cuando comenzó mi verdadero entrenamiento.

Durante los diez primeros años de nuestro matrimonio, me quedaba completamente perpleja a medida que la gente sabía quién era yo o quién era mi esposo. Eran completamente desconocidos para mí, pues nunca les había hablado ni conocido formalmente. Evidentemente, las personas hablan, miran y señalan silenciosamente con el dedo. Supongo que este es el único momento para considerarlo algo bueno. Fue una experiencia completamente diferente para mí, porque la gente era increíblemente amigable y amable cuando se acercaban a mí.

He aquí un ejemplo perfecto de lo que ha sucedido en innumerables ocasiones: mientras me cambiaban el aceite en el concesionario, pensé en entrar a la sala de ventas y saludar a mi vendedor de autos. Llamémosle John, para proteger su privacidad. John me contó que había sido paciente de mi esposo en el pasado y finalmente había reunido las piezas cuando se dio cuenta de que estaba casada con su médico.

John era un hombre latino y orgulloso de unos 60 años cuyo profesionalismo y cortesía siempre fueron apreciados. Estaba muy feliz de verme ese día, y yo estaba feliz de verlo, como siempre. Parecía estar de un humor muy conversador e inmediatamente me ofreció café, agua y hasta rosquillas. A pesar de que le dije a John que ya habían terminado de cambiarle el aceite a mi auto y que estaba listo y esperándome, él seguía prolongando una conversación agradable. Como dije, John es un caballero latino algo mayor y, en general, son increíblemente reservados cuando se trata de asuntos personales como la urología. Probablemente el hecho de que yo sea una dama de buen aspecto no lo facilitó, bien podría ser yo la última persona en la que él quisiera confiar un vergonzoso problema de orina.

Después de repetir que ya era hora de irme, John tocó amablemente mi codo y me dijo: "Tengo una pregunta para su esposo, si no le molesta". Yo, por supuesto, le dije, "claro, ¿cómo puedo ayudarle?" John entonces comenzó a contarme algunos de sus síntomas, y mientras empezaba a hablar, pequeñas gotas de sudor comenzaron a caer en su frente. Me contó que había estado orinando sangre durante un mes aproximadamente y que había hecho lo correcto al llamar al consultorio de mi esposo para pedir una cita. Sin embargo, me explicó que no pudo conseguirla sino hasta dentro de tres meses. Tristemente, esta es una comunidad médicamente desatendida, por lo que no hay suficientes médicos para ayudar a toda la población. Le pregunté a John si no le molestaba que llamara a mi esposo de inmediato y le permitiera hablar con él directamente para que pudieran discutir el asunto y averiguar si se trataba de algo urgente.

Llamé al Doctor y le entregué el teléfono a John para que le explicara sus síntomas. Por respeto y privacidad, me alejé fingiendo estar interesada en todos los coches nuevos en exposición. Cuando terminó la llamada, John me contó que iba a ver a mi esposo la mañana siguiente. Pude notar su alivio y me sentí muy bien al brindarle algo de apoyo.

Esta misma rutina sucede en TODOS los lugares a los que voy. Puede ser en la oficina de correos, el supermercado, la oficina del tutor, el gimnasio, el campo de golf, el aeropuerto, el parque local... pasa en TODOS lados. Por lo tanto he decidido nombrar toda esta experiencia previa a la cita: "Juego Urológico Previo ". No sé de qué otra forma llamarlo. Siempre obtengo la versión dramática de cada uno de los problemas urológicos de los conocidos o desconocidos de la ciudad, pero nunca llego a escuchar el final porque no soy la doctora, y por supuesto, mi esposo nunca habla de sus pacientes. Sólo me dice que si quiero saber, tendré que preguntarle al paciente. Y yo nunca iría a preguntarle a un paciente si todavía está orinando sangre. Santo cielo, estoy sudando tanto como ellos cuando escucho sus dilemas urológicos, ¡y ni siquiera soy yo la que tiene el problema! ¿Quién iba a pensar que la introducción a la urología podría hacernos sudar a ambos?

Como esposa del Doctor, aprendí inmediatamente a mantenerme seria y actuar como si cada palabra que estas personas dijeran era la cosa más importante que hubiera escuchado. Siempre reaccioné con calma, pero lo que debería haber dicho estaba completamente fuera de mi alcance. Así que simplemente decía, "Déjame llamar a mi marido para que pueda ayudarte". Al escapar de estas situaciones, buscaba frenéticamente algún lugar privado para reorganizar y recoger mis pensamientos, preguntándome por qué la gente estaba dispuesta a contarme cosas tan increíblemente personales.

Al desempeñar este papel de la esposa del Doctor tuve mis errores, muchos a lo largo de los años, ya que mi esposo ha enfatizado reiteradamente lo delicados que son los temas urológicos para todos los pacientes.

Por alguna razón, la próstata siempre sale. A menudo me preguntaba por qué este tema recibía tanto respeto y sobre todo me preguntaba por qué cada año, cuando llegaba mi examen ginecológico, esto parecía ser información pública. Todo el personal de la oficina siempre supo que estaba casada con el Doctor y el ginecólogo incluso me interrogaba durante el examen sobre cuáles eran los milagros urológicos que mi esposo estaba realizando en ese momento. La visita siempre terminaba con la frase: "Debería llamar a su marido porque es hora de mi examen de próstata". ¡Realmente no necesitaba saber eso! Este es otro ejemplo de por qué es importante abrir la discusión sobre urología.

Otra cosa que he aprendido es que casi todos tus problemas urológicos pueden ser resueltos. Pero el Doctor me dice que un paciente en promedio esperará años después de la aparición de los síntomas, antes de venir a verlo, porque a menudo se sienten avergonzados o no se dan cuenta de que hay ayuda disponible para ellos. Así que simplemente lo sufren y aprenden a vivir con su problema. Impactante, triste y bastante innecesario.

Mi propia madre fue un ejemplo perfecto de negación y rechazo para pedir ayuda. Al haber luchado con la incontinencia urinaria durante 30 años después de haber tenido ocho hijos, planeó su vida diaria en torno a un mapa de los baños de la ciudad para tener acceso inmediato cuando fuera necesario. Mi esposo finalmente fue quien dijo que era suficiente, e insistió en que ella empezara un plan de tratamiento médico. Se sorprendió al saber que una simple cirugía lo cambiaría todo y ahora desearía haberla hecho hace décadas. Mamá estaba más que encantada con su nueva libertad.

Con toda esta exposición a personas que agonizan por problemas urinarios, decidí que era el momento de compartir lo que he aprendido del Doctor para que todos podamos hablar de ello de manera que reduzca la humillación y vergüenza. Cuando empecé a contarle a mis personas cercanas sobre la idea de escribir este libro, las respuestas positivas y el entusiasmo por la información fueron abrumadores. Los problemas más comunes entre hombres, mujeres y jóvenes son más que suficientes para llenar este libro y toda una serie de futuras publicaciones.

Los secretos del Doctor son realmente las cosas que todo el mundo no sólo quiere, sino que necesita saber. Como dice mi esposo siempre, "Cada persona en algún momento de su vida necesitará un urólogo". Esas son palabras muy intimidantes hasta que logras aprender el valor de lo que un urólogo puede hacer para restaurar tu calidad de vida. Lo vi con mis propios ojos.

Ahora, una confesión: les diré que mi esposo no está del todo contento de que esté escribiendo este libro y que esté a punto de difundirlo por todo el mundo. En primer lugar, porque no es académico ni altamente técnico, como un libro de texto de medicina, lleno de detalles que ninguno de nosotros entiende. La urología es un asunto serio para él, y no considera que ninguno de los temas relacionados sean divertidos. Tampoco le entusiasma el hecho de que su esposa esté a punto de compartir secretos de la cripta sobre nuestra salud sexual como individuos y como pareja. Me ha quedado claro que todo este tema no sólo es tabú para el público, sino también incómodo para el Doctor. Razón de peso para iniciar esta conversación y que se abra la puerta a todo lo relacionado con la urología y cómo obtener ayuda en caso de nuestras averías hidráulicas allí abajo.

Ha sido un verdadero honor servir en mi calidad de esposa del Doctor y espero que la información proporcionada en las páginas siguientes contribuyan a esto. Así que, siéntate y acompáñame a aprender sobre un tema tan aterrador como humanizante, mientras te ríes un poco.

3

DE LAS FUERZAS ARMADAS A LA CIUDAD PEQUEÑA, EE.UU.

Lo desconocido está aún por descubrir

Conocí a mi esposo viviendo en Seattle, cuando él estaba estacionado en Ft. Lewis, Washington. Fue un verdadero amor a primera vista para mí. No tenía ni idea de quién era este tipo, pero supe que me casaría con él desde la primera cita. Poco sabía yo todo lo que iba a suceder.

Trabajando felizmente como una mujer en el mundo de las computadoras mientras él estaba en el Ejército sirviendo a nuestra Nación, de alguna manera nuestras vidas se unieron. Nos fugamos a Honolulu, donde fuimos casados en la capilla de Fort DeRussy por un soldado de las Fuerzas Especiales que también era capellán.

Aún viviendo en Seattle, nació nuestro primer hijo nueve meses después – fue un hermoso niño. Luego de diez días, nos mudamos a una ciudad pequeña, en Estados Unidos y comenzamos una nueva aventura juntos, dejando atrás tanto la locura militar como la corporativa. Mi esposo estaba enfocado en practicar la medicina en una comunidad bicultural, médicamente desatendida y soleada, mientras que yo estaba decidida a ser una madre de familia y cuidar de esta.

Pronto, llegó a nosotros el bebé número dos - una hermosa niña. Ahora éramos una familia de cuatro miembros y el hecho de tener hijos nos empujó al mundo de los grupos lúdicos y preescolares donde todas las mamás se reunían. Sin embargo, esta nueva iniciación en el mundo de las mamás y los bebés fue mucho más que eso. Sería el surgimiento de mi papel como la esposa del Doctor. No es de extrañar, casi todas tenían esposo, y cada una de ellas había pasado por un parto. Estas experiencias de vida son a menudo el comienzo de múltiples problemas urológicos tanto para hombres como para mujeres. Las mujeres pueden tener dificultades durante el parto que pueden ser el inicio de las preocupaciones urológicas. Los hombres tienden a aumentar de peso cuando sus esposas están embarazadas y eso, a su vez, conduce a la posibilidad de sufrir presión arterial alta o diabetes. El aumento de peso, la presión arterial alta y la diabetes en los hombres nos llevan directamente a posibles problemas con el pene.

4

LA PASIÓN DEL PENE Y EL DESCUBRIMIENTO DE LA VAGINA

La pasión no conoce reglas

¿Por qué alguien querría pasar su vida reparando penes y vaginas? Esta es una pregunta válida para alguien como yo, que simplemente ama las computadoras, pero no creerías cuántas veces surge este tema. No es poca cosa si se piensa que el Doctor está tan especializado en este campo que pasó 15 años de su vida estudiando penes y vaginas, junto con otras anatomías urológicas. Cuatro años de premedicina en la Universidad, cuatro años de Escuela de Medicina, seis años de especialización y un año de formación con becas. Son 15 años de entrenamiento en cómo arreglar un pene o una vagina y todo el sistema de tuberías que tiene cada uno. Ahora deténganse a pensar en eso por un minuto. Es casi imposible entender ese tipo de dedicación hasta que te conviertes en un paciente del Doctor y experimentas la magia de tener tus problemas urológicos resueltos.

Esto me trae a la mente un recuerdo de cuando mi hijo estaba en el jardín infantil. Siempre hemos hablado con nuestros hijos en términos médicos por razones obvias. Es técnicamente correcto, ya que es simplemente anatomía. Cuando los niños eran más pequeños, siempre querían saber dónde estaba papá y por qué no estaba en casa. Yo tenía que explicarles que el estaba arreglando personas. Me preguntaban exactamente qué estaba curando papá y yo siempre le decía que reparaba penes y vaginas rotas para que la gente pudiera ir a orinar como nosotros. No es gran cosa, ¿verdad? Bueno, inténtalo de nuevo.

Cuando la maestra del jardín infantil preguntó a cada uno de sus alumnos a qué se dedicaban sus padres, ya podrán imaginar la respuesta que salió de la boca de mi hijo: una respuesta técnicamente correcta. ¡El director llamó para informarnos que mi hijo era demasiado grosero! Traté de explicarle varias veces al director que él también tenía un pene y que un día tendría que ser reparado por un Doctor como mi marido, así que tuvo que dejar de preguntar a los chicos de la profesión de sus padres o simplemente tuvo que prepararse para la respuesta. Por cierto, el director era un sacerdote de la escuela católica.

Entonces, ¿por qué convertirse en un Doctor? La respuesta es casi aburrida; por qué su padre también fue un Doctor. Sí, es así de simple. ¡Quería ser como su padre! El padre del Doctor era considerado un urólogo general; sin embargo, mi Doctor dio un paso más allá, se subespecializó en el mismo campo y se enfocó en la Medicina Pélvica Femenina y en la Cirugía Reconstructiva, la cual es sólo una de las subespecialidades dentro de la urología.

Evidentemente, hay diferentes tipos de urólogos que se subespecializan, lo cual es un hecho muy importante de conocer, especialmente si necesitas a un médico especializado en penes como mi esposo. El Doctor también puede ejercer la urología general, pero al ser tan especializado, tiene más sentido usar su tiempo y habilidades para ocuparse de los casos reconstructivos más complicados en los que fue entrenado para manejar.

Los urólogos generales suelen ser el lugar para comenzar a tratar cualquier problema que puedas tener allá abajo. Ellos evalúan, diagnostican y tratan los problemas urológicos más comunes como vasectomías, circuncisiones, infecciones y afecciones de la próstata. Los urólogos generales te remitirán a un subespecialista cuando sea indicado para situaciones específicas por fuera de su especialidad.

Un urólogo reconstructor como el Doctor es el tipo que reconstruye todo lo que hay ahí abajo en caso de que sufras algún trauma en el área pélvica o tengas anormalidades físicas que interfieran con el buen flujo de la orina. Los otros tipos de urólogos son los urólogos pediátricos, que se encargan de los menores de 18 años, y los urólogos oncólogos, que se encargan de todos los cánceres urológicos. También está el endourólogo, que maneja la cirugía mínimamente invasiva y se especializa en las enfermedades por cálculos. También son buenos con la cirugía endoscópica y robótica, siendo ambas mínimamente invasivas. También hay urólogos que se especializan en medicina sexual e infertilidad. Esta especialidad hace parte de un postdoctorado de formación independiente y es casi una nueva frontera de información en el mundo de la urología. Existe además la subespecialidad más dramática, la de traumatismo y reconstrucción urológica. Este cirujano te arregla si te disparan, te atropellan o incluso si eres arrollado por un autobús: son el equipo de limpieza. Un cirujano de trauma urológico o un urólogo reconstructivo es el único tipo de urólogo que puede volver a armar tu tubería y ponerla a funcionar correctamente.

Cada paciente debe educarse a fondo sobre su diagnóstico, opciones de tratamiento y el tipo de urólogo apto para su problema en particular. Esto le permite participar plenamente con su médico en la determinación del mejor curso de tratamiento. La búsqueda de un médico cualificado, la frecuencia con la que ha tratado su tipo de afección y la especialización que ha recibido junto con el tipo de cirugía que usted puede necesitar, le harán sentirse cómodo en el éxito de un buen resultado.

Si esta explicación de los diferentes doctores que trabajan en urología te ha dejado totalmente confundido acerca de cuál es la mejor forma de proceder, veamos una analogía usando un equipo de béisbol y todos sus jugadores especializados. Cada posición en el equipo está específicamente entrenada para hacer un trabajo altamente calificado y específico, pero todos relacionados con el béisbol. El mismo concepto aplica en el mundo de la urología; cada especialista tiene un papel particular que desempeñar en el equipo que trabaja para corregir tus tuberías.

En béisbol, el lanzador lanza, el receptor anuncia los lanzamientos y atrapa, y el jugador de primera base es aquel que está muy enfocado con el guante gigante de béisbol que de alguna manera parece atrapar todas las bolas que pasan zumbando a la velocidad de la luz.. Imagina en cambio que el encargado del equipo de vestuario cubriera la primera base; su experiencia en palos, guantes y pelotas sería prácticamente inútil para detener a un jugador que corriera hacia él. Lo mismo ocurre con los urólogos genéricos; algunos son como gerentes que supervisan el panorama general y eligen a los jugadores más calificados para cada situación de juego. Estos urólogos genéricos desempeñan las mismas funciones, proporcionando una amplia gama de servicios esenciales para los pacientes, pero siempre llaman a "jugadores" altamente especializados para puestos cualificados que requieren tratamientos más complejos.

En resumen: ¡Es importante saber a quien acudir! Por lo tanto, se audaz obteniendo la información que necesitas para asegurarte de estar en las mejores manos posibles para tu condición. No permitas que el manager del equipo venga a decirte que es un lanzador. Es tu trabajo investigar las calificaciones de tu urólogo. Conoce su entrenamiento y en qué posición está altamente capacitado para desempeñarse. Esta misma investigación debe ser aplicada a tu ginecólogo, ya que generalmente no están calificados para manejar nada de urología pero pueden tratar de convencerte de lo contrario. Ya sabes la diferencia.

5

EL TAMAÑO DEL PENE EN LA SOCIEDAD

La aceptación comienza desde el interior

Tanto si eres el propietario del pene como su receptor, este es un tema extrema-damente sensible. Preguntarse por qué el pene de un hombre es lo más importante del mundo para él es una empresa valiente para cualquier mujer; es difícil relacionarse con una pregunta que ciertamente es poco común que una mujer le haga a cualquier hombre. Esto se debe a que la vagina de una mujer NO es lo más importante para ella.

Sin embargo, si sacas a relucir el tema del pene a cualquier persona, hombre o mujer, definitivamente obtendrás algún tipo de reacción. Desde chistes hasta lesiones en el pene, sólo pensar en esto hará que un hombre cruce las piernas sin saberlo o que se cubra los testículos para proteger sus valiosas joyas.

Las mujeres se reirán de la mayoría de los chistes sobre penes y blanquearán los ojos como si supieran todo sobre estos y el poder que tienen, especialmente si es pequeño o está experimentando disfunción. Aquí es donde entra en juego la armamentización del pene, obligando a los hombres a "medirse" o enfrentarse al ridículo y la vergüenza del fracaso de su miembro. La realidad es que no es nada divertido. Sin embargo, como a la mayoría de las personas les da vergüenza hablar de ello, el humor a menudo parece un lugar seguro y una forma de lidiar con su incomodidad.

La presión y expectativas acerca del pene que la sociedad descarga sobre los hombres son totalmente irreales. Empecemos por ahí. Tienes suficiente sangre para tu cerebro o para tu pene, ¡pero nunca suficiente para ambos! Sin embargo, no puedes hacer que un hombre crea esto porque la sociedad no lo permite. Se espera que él tenga una erección sin esfuerzo y además sea un amante increíble. También se espera que un hombre "real" tenga un pene enorme. Muchos hombres se miden a sí mismos y a su valor en la sociedad con base en estas expectativas tácitas.

Cuando un hombre no puede obtener una erección o perpetrar el acto, es una experiencia profundamente traumática. Este tema afecta significativamente la mente y la confianza del hombre. Luego se amplifica cuando tiene un amante que ya no le apoya durante esta experiencia traumática y puede ser dejado por eso. Desafortunadamente es triste decirlo, pero esto también es el resultado de una disfunción sexual, la mayoría de las veces.

Y aquí es donde comienzan los chistes sobre los hombres y sus coches deportivos ardientes en un intento de compensar la incapacidad o la falta de tamaño del pene. Estos chistes a menudo tienen un toque de verdad, pero también son muy dolorosos para los que los sufren.

6

MI MATRIMONIO IMPOTENTE

Ama lo suficiente para dejar ir

Entonces, ¿por qué estoy hablando de lo más aterrador que le puede pasar a un hombre? Bueno, necesité estar casada con el Doctor para finalmente ayudarme a en-tender por qué mi primer esposo se volvió impotente.

Anteriormente estuve casada con un sujeto increíble que era 12 años mayor que yo. Habíamos estado casados por varios años y fue una época maravillosa de mi vida. Él venía de una familia que tenía serias enfermedades cardíacas, al ADN de su familia le faltaba el gen que produce el HDL, conocido como el colesterol bueno. Todo esto significaba que cuando comían algo gordo como el bacon, no tenían el colesterol bueno para sacar el colesterol malo de sus cuerpos. La única manera de generar el HDL era hacer ejercicio en exceso. Aunque teníamos un estilo de vida saludable, lo inevitable finalmente lo alcanzó.

Poco a poco, y antes de su primer ataque al corazón, yo había notado cambios sutiles en su desempeño en la cama. Noté que le costaba mucho lograr y mantener una erección. Mi temor inicial fue que pudiera ser yo, lo cual era parte de la inseguridad de ser una esposa joven. En ese momento, no era muy conocido en la comunidad médica el hecho de que la capacidad de lograr o mantener una erección tuviera algo que ver con un posible evento cardíaco.

Pasaron varios años con esta condición y, afortunadamente, disfrutábamos tanto de la compañía del otro que encontramos maneras de "ignorar" el problema con diferentes formas de mantener la intimidad en nuestro matrimonio. Entonces un día sucedió. Él tenía 42 años, al igual que su padre, quien también sufrió un ataque cardíaco masivo a esa edad. Por suerte, pudo llegar al hospital donde lo atendieron y le salvaron la vida. Sin embargo, este ataque al corazón lo dejó completamente impotente.

Los siguientes dos años más o menos fueron un momento muy difícil emocionalmente para ambos. Él sentía que ya no era un hombre. El hecho de que yo era mucho más joven probablemente lo hizo aún más difícil para él y estoy segura de que sintió más presión para desempeñarse. Intenté reafirmarle que era mi mejor amigo y compañero para siempre, sin importar lo que pasara. Lo amaba profundamente y nunca lo dejaría solo porque no podía mantener una erección.

Con el paso del tiempo, se alejó de mí y de todos. Pasaba más tiempo en el trabajo y se irritaba fácilmente, se frustraba y era muy infeliz. Finalmente, me pidió que me fuera. Le supliqué que dejara pasar más tiempo y que resolviéramos las cosas juntos. Pero él simplemente dijo que tenía que irme. Le dije que si eso era lo que realmente sentía, lo amaba lo suficiente como para dejarlo ir. Me fui de casa después de una docena de años juntos, sólo con mi ropa y algunas reliquias de mi abuela mientras me decía que eso era lo que él quería y necesitaba.

Nunca había dejado de amar a mi primer esposo y pasé los siguientes años llorando la pérdida de un gran amor y amante. Toda la experiencia de pasar por un matrimonio fallido debido a la impotencia me dio una profunda comprensión y compasión del precio tan alto que esto le cobra a un hombre y a su familia. Aprendí desde la perspectiva femenina lo que puede hacer. La impotencia le roba a un hombre todo lo que él cree que se requiere para hacerlo hombre, aunque como mujer sé que es diferente.

No hubo nada que pudiera hacer para convencer a mi primer esposo de que me dejara amarlo. Él no lo permitiría. Mientras reflexiono sobre eso ahora, sospecho que pedirme que me fuera fue su forma de lidiar con la ira y humillación de no poder desempeñarse en la cama. Es imposible ponerse realmente en los zapatos de otra persona. Sin embargo, es posible dar amor y compasión de la manera que sea mejor para esa persona, aunque signifique dejarla ir porque te lo pidió.

A medida que recorro el camino de la vida y reflexiono sobre el impacto de la disfunción eréctil y cómo ha afectado a mi vida, he aprendido del Doctor que hay soluciones y tecnologías disponibles que pueden salvar relaciones. La disfunción eréctil es muy perjudicial para ambos miembros de la pareja y requiere la ayuda de profesionales que te guíen a través de los cuidados necesarios para salvar tanto tu salud como tu matrimonio.

La conexión entre la función sexual y la salud cardíaca está bien establecida desde el momento en que mi primer esposo y yo pagamos el precio de la impotencia en el matrimonio. En retrospectiva, me entristece y me enoja un poco que no nos hubieran ofrecido opciones de tratamiento para la disfunción eréctil durante su continua recuperación del ataque cardíaco. Su cardiólogo debió habernos enviado a un urólogo para una hacer una evaluación y obtener ayuda. En mi opinión, los cardiólogos y los urólogos deberían trabajar en equipo en las clínicas de salud para hombres, con el fin de especializarse en el cuerpo y además debería haber un psicólogo en el personal para apoyar a la pareja en un momento tan difícil.

Hoy en día, gracias a los anuncios de televisión, todo el mundo sabe todo acerca de las pastillas disponibles para los hombres que sufren de disfunción eréctil. Pero nadie habla nunca de las diferentes prótesis de pene que son una opción de tratamiento. La terminología de por sí, suena tan emocionante como intimidante. Si tú has luchado personalmente con problemas de disfunción eréctil, probablemente no es algo en lo que pensarías fácilmente. De lo contrario, definitivamente querrías saber acerca de cada opción disponible para ayudarte a recuperar tu hombría. Como persona ajena al mundo de la medicina, no tenía idea de que hubiera tantas opciones de ayuda para la disfunción eréctil.

7

¿DÓNDE DIABLOS ESTÁ MI HERMOSO TRONCO?

Las mentes curiosas encuentran respuestas

Una de las mayores percepciones de la disfunción eréctil es la pérdida de la "hombría". La relación es "oh Dios mío, soy menos hombre, o ya no soy un hombre". La presión social y la vergüenza asociadas a la disfunción eréctil se agravan aún más para el hombre si de por sí tiene una relación nociva con su pareja. Si la esposa no está interesada en resolver este problema o expresa que su pareja ya no es un "hombre", hay una buena posibilidad de que la relación se termine. También podría suceder que lo deje y se lleve a sus hijos. O puede engañarlo porque ya no es capaz de lograr un gran rendimiento en la cama. Pero si su esposa es comprensiva y está dispuesta a ayu-darle a buscar tratamiento, su relación puede seguir prosperando. En realidad, esta es sólo una situación temporal que puede ser resuelta.

Ahora, podrías pensar que nadie sería tan cruel como para decirle a su pareja que "ya no es un hombre", pero mi esposo, el Doctor, me cuenta que según su experiencia alrededor del 75% de las mujeres reaccionan de esta manera cuando la disfunción eréctil aparece en sus vidas. Esto es particularmente cierto si la esposa es mucho más joven.

Para aquellas mujeres que están leyendo este libro y recuerdan lo mal que trataron a un hombre que ha tenido este problema, verán en los próximos capítulos que las mismas pueden tener sus problemas sexuales a medida que envejecen, incluyendo prolapso pélvico e incontinencia durante el sexo. Sí, probablemente te orinarás en los pantalones durante el orgasmo. Así que es prudente que todos nosotros pensemos en ser amables, solidarios y comprensivos con el compañero, ya que todos nos enfrentamos inevitablemente a problemas de salud. Abordar los problemas en equipo y buscar consejo médico es la forma correcta de lograr un resultado positivo.

Aquí es donde mi esposo, el "Doctor", interviene para hacer del mundo un lugar más compasivo con las almas masculinas y las parejas casadas que son lo suficientemente valientes y sabias para acudir a su oficina en busca de ayuda. Para el hombre cuya esposa lo dejó por un tipo más joven con una erección, existe una vasija de oro al final de este arco iris. El Doctor tiene una hermosa respuesta para él. Él le garantiza al paciente que no sólo se va a resolver su problema de erección, sino que estará aún mejor que antes y encontrará a alguien especial para disfrutarlo con él. El paciente aterrorizado escucha que no está averiado, sólo "temporalmente excluido" y que su pareja anterior probablemente no lo merecía.

Consejo útil: nunca te refieras al problema como un "pene roto" porque ese concepto es muy perturbador para el hombre. Esto lo aprendí cuando le pregunté al Doctor cómo un hombre podía superar mentalmente el hecho de tener un pene averiado. El Doctor me corrigió inmediatamente y me dijo que nunca jamás lo llamara "pene roto". Señoras, presten atención a este mensaje tan importante. Les ahorrará mucho estrés emocional y mental innecesario de su esposo. El término correcto para usar cuando se identifica un problema para lograr una erección es simplemente reconocerlo como una situación temporal y buscar tratamiento de un urólogo calificado ¡cuanto antes!

La tasa de éxito en la corrección de la disfunción eréctil es muy alta. Existen muchas opciones de tratamiento para recuperar o mejorar las erecciones relativamente rápido. Resulta que el tratamiento más eficaz son los medicamentos. Actualmente existen cinco medicamentos diferentes que sirven para la disfunción eréctil. Dos de ellas están disponibles como medicamentos genéricos en América, lo que hace que el precio sea más asequible y accesible para todos los hombres que quieran lograr una erección. Ya no tienes que pagar $50 dólares por pastilla.

La primera opción para tratar la disfunción eréctil incluye los siguientes medicamentos: Viagra y Cialis (ambos en forma genérica), Stendra y Levitra. En América ahora se pueden comprar de 10 a 20 píldoras por menos de $100 dólares, mientras que antes eran unos $50 dólares por píldora y la mayoría de los seguros de salud no lo cubrían. Dos de estas drogas también pueden ser fabricadas y vendidas por el farmacéutico local, lo que reduce aún más los costos.

Hay otros medicamentos que vienen en forma de inyección o supositorios para el pene si los medicamentos anteriores no funcionan o tus condiciones de salud no lo permiten. Esas otras alternativas son el alprostadil como supositorio uretral, lo que significa que se inserta en el orificio de la orina, o una forma inyectable llamada Trimix-gel, que también va en el orificio de la orina. Esta es una mezcla de tres medicamentos, que incluyen la prostaglandina, la papaverina y la fentolamina. Sólo puede ser inyectado directamente en el pene. Aunque esto suena doloroso, los resultados pueden ser muy satisfactorios. Otra opción es el dispositivo de erección por vacío, que es exactamente como suena. Aspira la sangre directamente hacia el núcleo del pene y te da una erección dura como una roca. Una vez que se logra la erección, simplemente deslizas el anillo del dispositivo hacia la base del pene y estás listo para el rock n roll.

Estas son la mayoría de las soluciones que se proporcionan a los pacientes inicialmente. Casi todas funcionan muy bien, y al menos una de estas opciones proporcionará resultados satisfactorios. Si las soluciones mencionadas anteriormente no funcionan para ti ni son satisfactorias, tenemos la solución definitiva en el siguiente capítulo que está cubierta por la mayoría de los seguros de salud, incluido Medicare. Sigue leyendo.

Y esta es una nota para esas mujeres que apoyaron a su hombre durante esta experiencia tan traumática: apostaría $100 dólares a que están más satisfechas emocionalmente, sexualmente y más profundamente enamoradas de su pareja al haber superado juntos la disfunción eréctil. Es muy probable que tengan un nuevo y profundo aprecio por su erección. Además, pondría sobre la mesa otro billete de $100. dólares a que tu esposo siente un gran amor por ti, así como un deseo de satisfacerte en formas que ninguno de los dos podría haber imaginado.

8

EYACULACIÓN PRECOZ – ¡LA MARAVILLA DE UN MINUTO!

El control tiene su lugar y su momento

Esta es una conversación de la que ningún hombre quiere hablar, y de la que casi todas las mujeres han sido destinatarias. La eyaculación precoz. Este tema tiene dos perspectivas diferentes: una de la mujer y otra del hombre. Los hombres casi nunca admitirán el hecho de que han experimentado la eyaculación precoz, y sin embargo es uno de los términos más buscados en Internet sobre temas de disfunción sexual. Las mujeres oyen el término "eyaculación precoz" y casi siempre ponen los ojos en blanco al recordar el momento en que tanto lo deseaban y su pareja no podía hacerlo. Por es-ta razón, las relaciones se ven desafiadas de una manera que la mayoría de la gente nunca discutirá, aunque esto puede ser un factor de ruptura en algunos casos.

La eyaculación precoz puede afectar a muchos hombres en algún momento de su vida. Suele aparecer después de largos periodos de abstinencia o en momentos muy estresantes de la vida. Todos los hombres sexualmente activos han experimentado este difícil momento, pero casi nunca lo admiten, ya que los hombres lo consideran un fracaso en el momento del sexo. Esto se debe a que ese momento de la relación sexual es el más esperado y deseado. El hombre quiere satisfacer a su pareja con esta "explosión", y la mujer está más que feliz de acogerla. Porque el momento cuenta todo, y cuando se pierde la sincronización, el momento más mágico puede volverse completamente incómodo sin previo aviso.

Es necesario recordar que, en muchos hombres, la eyaculación es una parte del placer orgásmico y una condición necesaria para la procreación. Además, la incapacidad de eyacular en el "momento adecuado" puede crear un debilitamiento del sentido de masculinidad e interferir con el placer de un orgasmo. Es importante considerar que algunos hombres realmente disfrutan al ver a su semen y pueden agitarse cuando falta la cereza de la tarta (la eyaculación). En cuanto a las mujeres y sus ideas sobre la eyaculación, me duele decir que hay muy pocos datos publicados sobre ellas y sus ideas sobre cómo se disfruta sexualmente de la eyaculación en el clímax de su pareja. Tengo varias amigas que definitivamente creen que la eyaculación en sí misma es una parte importante de sus deseos y satisfacción sexual.

Sólo estás por el tercer párrafo de este capítulo, y sé que tengo toda tu atención para este tema "tabú". ¡Piensa en ello! Y lo que es más importante, ¿ por qué no hablamos de esto? ¡La gran noticia es que esta es otra condición urológica que es tratable!

Para tener claro cómo se consigue la eyaculación y por qué las tensiones de la vida pueden interferir, es importante entender cómo funcionan las tuberías humanas para conseguir este momento olímpico. La eyaculación está controlada por el sistema nervioso central. Cuando los hombres se sienten excitados sexualmente, el cerebro envía señales a partes específicas del cuerpo. Cuando los hombres se excitan o ven algo que les gusta sexualmente, se envían mensajes desde su cerebro hasta su pantalón o lo que los profesionales llamarían los órganos reproductores. Este mensaje de transmisión es lo que hace que el "General" se ponga en atención y señale a las tropas que se preparen para "disparar", o eyacular. Para complicar un poco más el tema, existen dos tipos de eyaculación precoz que están definidos clínicamente.

En este momento, debe estar preguntándose cómo se puede definir el simple tema de la eyaculación precoz, y cómo podemos ahondar en una situación bastante obvia. Bueno, puede haber varios factores que crean este "momento", y se necesita un urólogo certificado para ayudarle a trabajar a través de las posibilidades para que pueda resolver su problema.

El primer tipo se denomina "Eyaculación Precoz Lifelong" o Primaria y el campo médico lo define como un control eyaculatorio deficiente y una eyaculación dentro de los 2 minutos posteriores al inicio de las relaciones sexuales con penetración que ha estado presente desde que usted se hizo sexualmente activo. Es decir, cuando la punta de tu miembro recibe algún tipo de estimulación y no eres capaz de controlar la eyaculación. ¡Adiós Charlie!

El segundo tipo de eyaculación precoz se denomina como "Eyaculación Precoz Adquirida" o Secundaria. Se define como un control deficiente de la eyaculación que tiene lugar mucho más rápido de lo que ha experimentado en encuentros sexuales anteriores durante el sexo con penetración.

La buena noticia es que, independientemente de cualquiera de los dos tipos de eyaculación precoz, ambos se tratan de manera similar con una buena parte de éxito. La única parte difícil del tratamiento de la eyaculación precoz es decírselo en voz alta a su médico. Este es el momento en el que uno sabe que es su peor enemigo porque es muy difícil hablar de este asunto. Quizá por eso es uno de los términos más buscados en Internet. Parece que la mayoría de los hombres del mundo prefieren buscar la respuesta a su problema de eyaculación precoz en la intimidad de su propio ordenador.

¡Permítame recordar a todos los que lean este libro que nunca se puede CHOCAR A UN UROLOGO! ¡Ellos han pasado su vida aprendiendo a resolver su problema urológico y han hecho su misión de ayudarle con el suyo! Así que con este concepto en mente, levante el teléfono y llame a su urólogo certificado y comience el camino hacia la coordinación perfecta.

Así que, ¡vamos a lo bueno! ¿Cómo podemos tratar la eyaculación precoz? No me vas a creer, pero es casi tan sencillo como cambiar de posición, tomar medicamentos, aplicar una crema tópica o incluso hablar con un terapeuta sexual para conseguir un enfoque mental exitoso de tus pensamientos sexuales. Cuando por fin te animes a buscar tratamiento, tu médico te hará una simple evaluación médica, una evaluación de la relación de pareja y te hará algunas preguntas sobre tu historial sexual. A continuación, le realizará un examen físico para evaluar si hay alguna pista acerca de por qué puede estar experimentando una eyaculación precoz. La solución puede ser un poco más complicada para aquellos que pueden necesitar la ayuda de un profesional de la salud mental con experiencia en salud sexual, pero el resultado final será el desarrollo de la "coordinación perfecta".

Cuando empiece a practicar su nueva destreza, como ocurre con la mayoría de las cosas, es posible que tenga que hacer ajustes sobre la marcha. Su médico puede sugerirle un ajuste de la medicación en función de cómo responda a los medicamentos orales o tópicos. También es posible que desee continuar la conversación con su profesional de la salud mental en un esfuerzo por seguir elaborando un proceso de pensamiento sexual saludable que le permita disfrutar realmente de una relación sexual satisfactoria.

Si su médico le recomienda una medicación, suele ser un medicamento llamado Inhibidor Selectivo de la Recaptación de Serotonina (ISRS), que es una pequeña dosis de un antidepresivo. Este tipo de medicación se utiliza para aumentar el nivel de serotonina, que es un neurotransmisor en el cerebro. Esta es la hormona que nos hace sentir bien. La idea es tomar esta medicación prescrita por su urólogo, en un esfuerzo por retardar el evento eyaculatorio. La otra opción es un anestésico tópico para el miembro, como la lidocaína, que adormecerá ligeramente la punta y el tronco del pene en un esfuerzo por retrasar la eyaculación. Sólo tienes que retirar el gel de lidocaína antes de la inserción para que tu pareja no pierda la sensibilidad. ¡El resultado final es otro suceso muy bien calculado!

Ahora que sabe que no es el único hombre en el planeta que ha experimentado este problema urológico, podría levantar el teléfono y llamar a su urólogo certificado para elaborar un plan de juego que funcione para usted. Este problema tiene muchos detonantes y una vez que entienda por qué le ocurre esto, hay soluciones que puede poner ellas en práctica. Lleve este libro a su médico y comience a hablar sobre cómo solucionar la eyaculación precoz. Vaya preparado con una medicación a mano para ese momento especial por si fuera uno de esos días simplemente difíciles y estresantes. La eyaculación precoz es una condición que va y viene (perdón por el juego de palabras), junto con todas las tensiones y preocupaciones que la vida nos plantea.

9

PRÓTESIS DE PENE – ¡SÍ, ES REAL Y FUNCIONA!

Las alternativas despiertan el alma

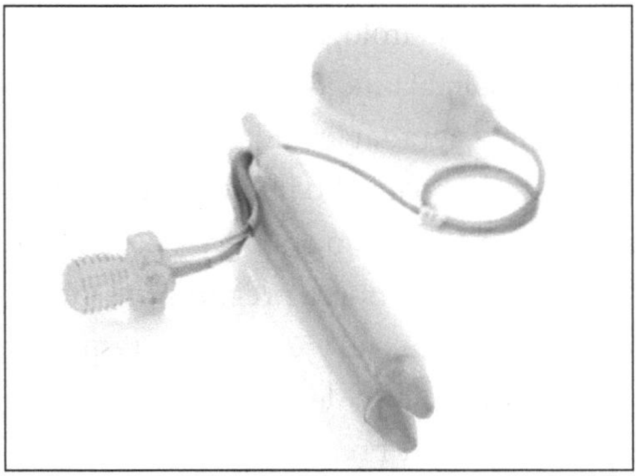

Prótesis de Pene AMS

Fotos Cortesía de Boston Científica

El Doctor es uno de los más importantes instaladores de la prótesis inflable de pene AMS en Texas. Sí, toda esta sección se trata de la prótesis inflable de pene. ¡Son reales y funcionan! Este es el siguiente paso para lograr una erección si los métodos anteriores no te funcionaron.

Mi primera experiencia con la frase "prótesis inflable de pene" fue cuando presenté al Doctor a mis cinco hermanos en la casa de mis padres sin que él supiera que lo presentaban a toda mi familia. No le conté al Doctor sobre esta reunión porque él estaba por naturaleza preparado y preocupado por todo. Pensé que era mejor presentarle este momento como una introducción informal, sin ninguna preparación necesaria. No pensé, sin embargo, que mis cinco hermanos tendrían un millón de preguntas sobre todo lo relacionado con el pene. Después de todo, eran mis hermanos, pero nunca me di cuenta de que tenían un pene hasta que mi entonces novio, el Doctor, apareció en la cena ese fatídico día.

Inicialmente, todos fueron increíblemente cordiales, amigables y muy acogedores con mi nuevo novio soldado. Yo no sabía exactamente lo que él hacía en el Ejército, ya que no era muy hablador. Me había dicho que era urólogo. Pero yo "escuché" al neurólogo y pensé que estaba hablando del cerebro.

Era una tarde relajante y agradable en la que estábamos todos juntos, y por supuesto, hubo mucho interés en el hombre que traje a cenar. Todo el mundo asumió era algo serio, y pronto mi hermano Dennis le hizo la primera pregunta al Doctor. "Entonces, Henry, ¿qué tal es estar en el Ejército? Esa respuesta era obvia pues él estaba muy orgulloso de su servicio a nuestro país. Y luego le hicieron la siguiente pregunta. "Entonces, ¿cuál es tu posición?" El Doctor dijo: "Soy urólogo". La respuesta estándar de la mayoría de las personas es que están seguras de haber escuchado "neurólogo", o que no están familiarizadas, están aterrorizadas o avergonzadas de reconocer que han escuchado "urólogo".

Dennis trató de aclarar la profesión del nuevo novio de la familia y le preguntó qué tipo de cosas hace un urólogo. Esta era una pregunta importante, recordando que mis cinco hermanos estaban sentados en la mesa.

El Doctor estaba más que feliz de compartir algunas de las cosas que le gusta hacer, que incluían tratar la incontinencia, los problemas de próstata, el prolapso pélvico, y como si fuera poco, ¡la prótesis inflable de pene!

Esto llamó la atención de todos mientras Dennis continuaba con sus preguntas. "¿Prótesis de pene? ¿Cómo funcionan?"

Ahora bien, esta es la pregunta del millón por varias razones, porque todo el mundo quiere saber sobre una prótesis inflable de pene. Es la póliza de seguro masculina para toda la vida. Es el plan C en caso de que el plan A y B fallen. El plan A es el "efecto chica ardiente", el plan B es el "Viagra" y el plan C es el dispositivo secreto del que todos quieren saber.

Así que, empecemos con la prótesis inflable de pene desde la perspectiva de la esposa. Todo comenzó un día en el garaje cuando el Doctor se preparaba para irse a trabajar y yo le ayudaba a llevar sus cosas al auto. Cuando abrió el maletero, me sorprendió ver dos cajas de pastillas. Una era Viagra y la otra era Cialis. También noté otras cajas que me parecieron muy misteriosas.

Primero hice el comentario de que tener dos cajas de drogas en el maletero de su auto podría meterlo en un gran problema si la policía lo parara por cualquier razón. El Doctor respondió que si lo paraban y el policía veía dos cajas de drogas para la disfunción eréctil, tendría un nuevo mejor amigo inmediatamente. ¡Le aseguré que ese no sería el caso si se tratara de una mujer policía!

Después tuve que preguntarle sobre las otras cajas que podían ser muy intimidantes o muy emocionantes. Una de ellas decía "AMS 700™ LGX Penile Prosthesis" lo que sonaba como algo sacado de una película de James Bond. Había otras dos cajas al lado de la primera y decían "AMS 700™ CX Penile Prosthesis" y "AMS 700™ CXR Penile Prosthesis". Lo primero que pensé fue: "¡Mierda, puedes elegir tu modelo favorito!"

Alcancé la tentadora caja como si fuera la joya del Nilo y le pregunté a mi esposo, "¿Qué demonios es esto?" Mi esposo rápidamente agarró la joya del Nilo y la arrebató de mis manos cautelosamente diciendo, "¡ten cuidado con esto! Es una prótesis inflable de pene que vale alrededor de $10,000 dólares." Al ser la esposa con todas las preguntas y tener un talento innato para ser directa, le pregunté ¿por qué era tan grande y cómo diablos cabe en el pene de un hombre? Bueno, debí haber sabido que no era bueno hacer preguntas quirúrgicas al Doctor cuando ya iba tarde al trabajo. El Doctor se dispone a sacar su dedo índice como si fuera un pene y comienza a explicar cómo este dispositivo cabe dentro de la base del pene y se conecta a una pequeña bomba dentro del testículo que mágicamente inflará el pene en un ángulo glorioso de aproximadamente 180 grados cuando se instala correctamente.

Entonces, ¿qué pasaba con las otras dos cajas con diferentes modelos? El Doctor me contó que los tres modelos de prótesis inflables de pene tienen cada uno propósitos muy específicos.

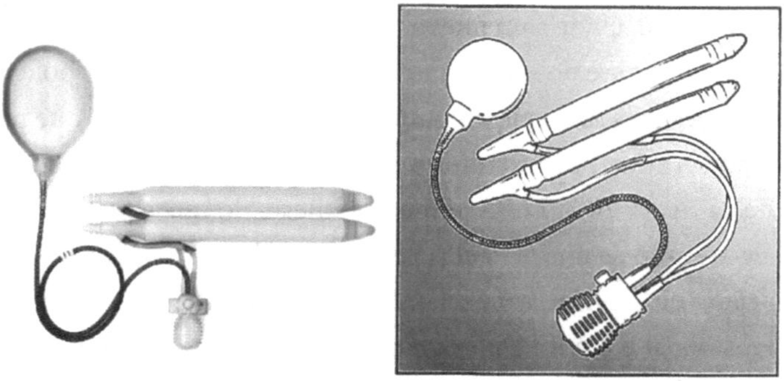

Foto cortesía de Boston Scientific

Entonces, como no soy médico sino simplemente la sexy esposa del Doctor, esto es lo que creo haber escuchado decir a mi esposo sobre lo que había en su maletero...

La primera caja mágica, la Prótesis de Pene AMS 700 LGX, es el modelo más utilizado. Es una unidad inflable de 3 piezas que se utiliza más comúnmente en pacientes con un tamaño de pene de 20 cm o menos. Ahora viene una pregunta que todo el mundo siempre se hace, incluyéndome a mí y es la siguiente: ¿cuál es el tamaño promedio del pene? ¿Existe una respuesta a esta pregunta ancestral? Bueno, en el mundo de la urología, donde los dispositivos se utilizan para condiciones médicas como la disfunción eréctil, ¡existe una respuesta! El tamaño promedio de un pene, según la opinión y experiencia del Doctor, es de aproximadamente 18 cm. Ahora, americanos, antes de que saquen su smartphone y traten de convertir este número mágico, déjenme ayudarles: sería una erección de unos 7.08661 pulgadas. Todos los que estén leyendo este libro ahora probablemente estén muy felices y aliviados al saber el tamaño promedio de la base de pacientes del Doctor. Esto probablemente podría aplicarse en todas las prácticas de urología alrededor del mundo. ¡Diablos, casi podríamos estar seguros de esto ya que los fabricantes de prótesis de pene han invertido millones de dólares en estos dispositivos y necesitan saber qué tamaños se venderán más!

En el pasado, una prótesis sólo te daba rigidez, o simplemente "te ponía duro". Con la prótesis de pene AMS 700 LGX, la cual está diseñada no sólo para proporcionarte rigidez, sino también para expandirse y darte de 1 a 2 centímetros más de longitud, a la vez que te proporciona más perímetro cuanto más la uses. El recipiente de este componente de 3 piezas le permite al cirujano agregar solución salina, lo cual se hace de forma sencilla durante la instalación. La cantidad de solución salina añadida la decide tu urólogo para ayudarte a conseguir la erección adecuada para ti. Le pregunté al Doctor si podía añadir más solución salina al recipiente para obtener un pene más grande y la respuesta fue no.

La prótesis de pene de AMS 700™ CX es una opción más apropiada para el pene grande porque proporciona una erección más rígida. La cantidad de líquido que se coloca en el recipiente es ligeramente mayor, permite añadir más volumen y bombearlo hacia el cilindro e inflar su perímetro ayudando a conseguir tu nueva erección. Cualquier paciente que supere los 20 cm optará por este modelo. Para que todos sepan, este es el modelo menos utilizado.

La prótesis de pene AMS 700™ CXR es para el pene más pequeño. Sin juicios, sólo una solución que hace maravillas y además se infla en perímetro para darte un máximo resultado.

Después del descubrimiento en el maletero del auto de mi esposo, sentí aún más curiosidad de saber por qué había tal variedad de dispositivos y cómo se veían en realidad. Me parecía que el pene de un hombre era increíblemente frágil y cualquier cosa que se viera tan grande como lo que creí observar en el auto de mi esposo no tenía sentido. Así que decidí investigar un poco más por mi cuenta y con el tiempo, hice muchas consultas al Doctor. Se preguntaba por qué tenía tanto interés en la prótesis de pene y le aseguré que no buscaba hacer ninguna recomendación para su pene y que todo estaba bien por el momento. Lo que aprendí es que hay toda una gama de aparatos que ayudan a la mayoría de los impedimentos físicos que pueden obstaculizar el lograr o mantener una erección.

Ya que mi esposo, el Doctor, prefiere trabajar con la prótesis de pene de Boston Scientific, me sentí más cómoda acercándome a la compañía y pidiéndoles más información. La siguiente es una línea de implantes de pene hechos por Boston Scientific y resulta que en efecto ofrecen una variedad de soluciones para cada hombre. Como verán, estos dispositivos son de naturaleza muy simple y crean una variedad de soluciones. El objetivo era ofrecer unos dispositivos que pudieran ser operados por hombres que tengan destreza manual (la variedad inflable) y otros para hombres que no tengan destreza manual (semi rígidos). La siguiente información y gráficos son cortesía de Boston Scientific, quienes han apoyado mucho mi proyecto de escribir este libro en un esfuerzo por ayudar a las personas a entender cómo un urólogo puede mejorar su calidad de vida.

La línea de productos de Prótesis de Pene AMS de Boston Scientific incluye los siguientes dispositivos protésicos implantables:

- Prótesis de Pene **AMS 700™ CX** con MS Pump™ - para los penes más grandes
- Prótesis de Pene **AMS 700™ CXR** con MS Pump™ - para los penes pequeños
- Prótesis de Pene **AMS 700 LGX** con MS Pump™ - el modelo más utilizado

El recipiente almacena el fluido que llena y expande los cilindros del pene. El paciente acciona la bomba para inflar o desinflar el sistema. Los cilindros se inflan mediante múltiples apretones de la bomba, la cual transfiere el fluido del recipiente. Esto hace que el pene se erecte.

Los cilindros se desinflan presionando el botón de desinflado durante 7 segundos. Esto transfiere el fluido de vuelta al recipiente haciendo que el pene quede flácido. El pene se puede hacer más flácido apretando su eje.

IMPLANTE DE INFLABLE DE PENE AMS AMBICOR DE 2 PIEZAS

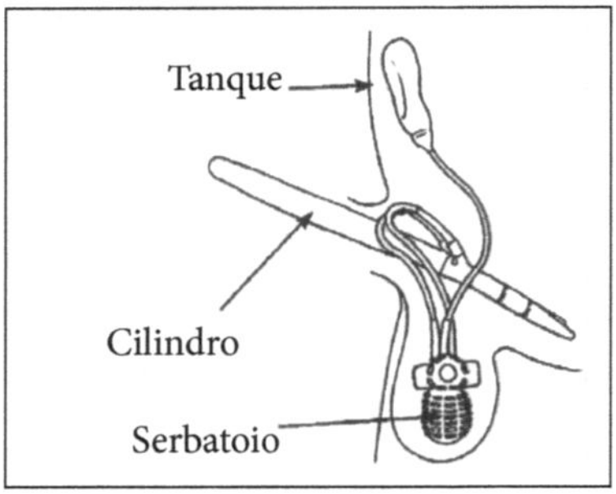

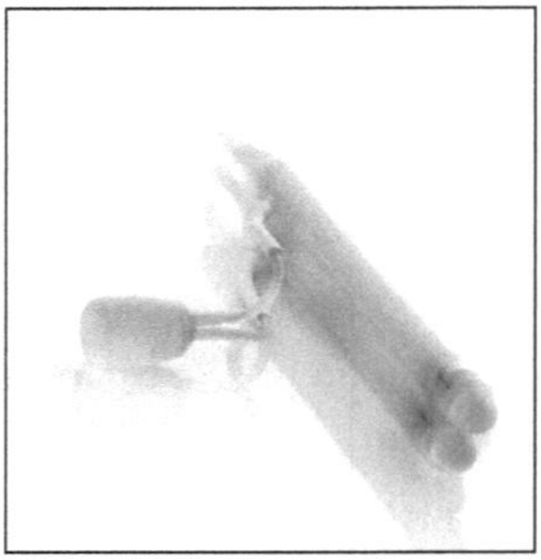

Foto cortesía de Boston Scientific

Otro modelo que ofrece Boston Scientific se llama Implante de Pene Inflable de dos piezas AMS Ambicor. Esta prótesis funciona con un sistema cerrado y lleno de fluido que consiste en un par de cilindros que se implantan en los cuerpos cavernosos (el pene) y una bomba que se implanta en el escroto. Todos los componentes se conectan por medio de tubos resistentes a las torceduras. El dispositivo se suministra prellenado con solución salina normal y preconectado. Los cilindros se inflan a medida que se bombea el líquido desde los recipientes que están ubicados en los extremos proximales de los cilindros, hacia el cuerpo del cilindro principal, creando una erección. Se desinflan doblando el pene hacia abajo, lo que hace que el fluido vuelva de nuevo a los recipientes y que el pene quede flácido de nuevo.

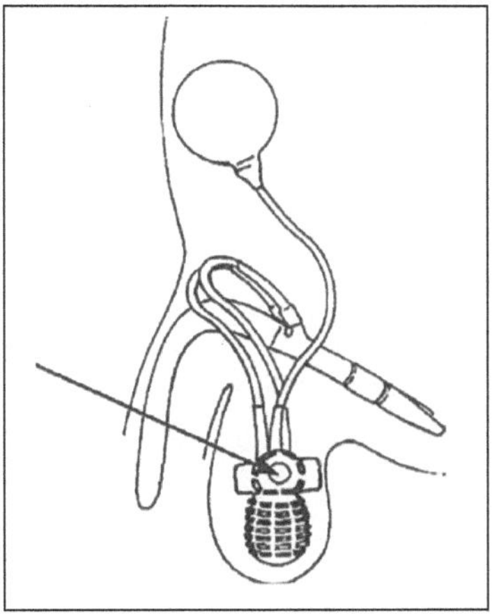

Botón de Desinflado

Foto cortesía de Boston Scientific

Aquí hay algunos gráficos que te mostrarán cómo manipular el dispositivo para lograr una erección o volver al estado de flacidez. Se ve bastante sencillo y fácil de usar.

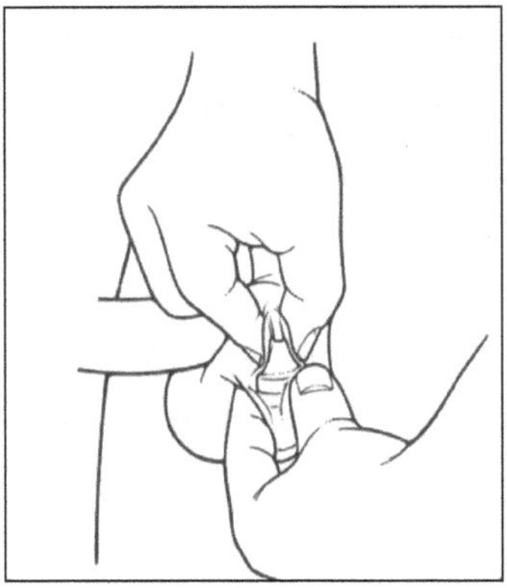

Inflation

Foto cortesía de Boston Scientific

Para inflar el dispositivo, aprieta y suelta la el inflador de la bomba varias veces con el fin de que los cilindros se endurezcan. Cuando los cilindros estén completamente inflados, el inflador de la bomba se endurecerá y ya no podrá comprimirse.

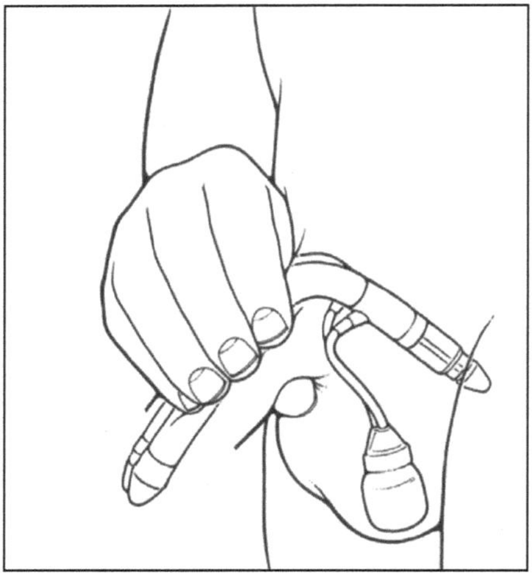

Deflation

Foto cortesía de Boston Scientific

Para desinflar el dispositivo, el paciente debe poner su pulgar bajo el eje del pene para tener un punto de apoyo y sus dedos deberán estar sobre el eje del pene. Usando los dedos de la misma mano o de la otra, el paciente debe doblar el pene sobre su pulgar en dirección hacia el escroto en un ángulo de 55-65 grados, asegurándose de que ambos cilindros estén doblados. Los cilindros deben mantenerse en esta posición durante aproximadamente 6-12 segundos y luego se sueltan. Esto abrirá las válvulas que permiten que el fluido vuelva a hacia los recipientes y la bomba. El paciente también puede desinflar el dispositivo doblando los cilindros hacia arriba; esto puede hacerse colocando el pulgar sobre el eje del pene y siguiendo las mismas instrucciones.

- La Prótesis de Pene Tactra™

PRÓTESIS DE PENE MALEABLE TACTRA™

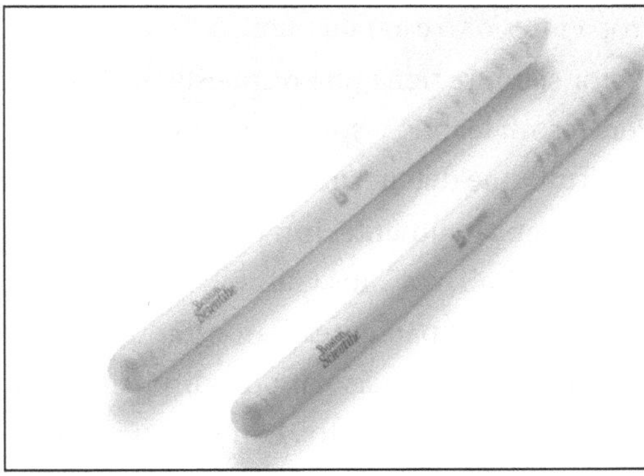

Foto cortesía de Boston Scientific

Solo para asegurarnos de que tenemos cubiertos a casi todos los hombres y su situación médica personal; el Doctor me informó que hay otro tipo de prótesis que le gusta usar en situaciones de salud más complicadas. Este asombroso dispositivo es claro en su esfuerzo por adaptarse a aquellos hombres que pueden sufrir de condiciones como la enfermedad de Parkinson, e incluso parálisis, donde es difícil lograr una buena destreza con las manos. Si tus manos padecen temblores o simplemente no se mueven a tu voluntad, entonces esta opción de prótesis de pene hace que se te facilite disfrutar los beneficios de un dispositivo médico que te ayude con tus erecciones. La Prótesis Semi Rígida o Maleable de Pene se llama Tactra™. Está diseñada para facilitar el implante a los médicos y fue creada para ser bastante duradera, ofreciendo a los pacientes tanto una excelente rigidez como un encubrimiento seguro en un dispositivo que es natural al tacto.

Esta prótesis permanece rígida todo el tiempo, por lo que el paciente no tiene que manipularla en absoluto. Se implanta y el pene se mantiene erecto. Obviamente, esto me llamó mucho la atención y tuve que hacer otra pregunta. ¿Cómo puede el paciente ponerse su ropa interior o estar en público sin que se note su erección? El Doctor siempre tiene una respuesta. La Prótesis Semi Rígida de Pene es maleable, y solo debes manipularla a la posición deseada. Tuve que detenerme a recrear una imagen mental de cómo funcionaba realmente. Inmediatamente pensé en los juguetes plegables similares a los Gumby.

El Doctor afirmó que sus pacientes han estado muy satisfechos con las tecnologías ofrecidas para los dispositivos de prótesis de pene y le han dicho que estos han sido una forma efectiva de volver al juego. Cuando la fiesta se acaba y es el momento de poner el dispositivo en una posición menos notoria, se pueden desinflar fácilmente o doblarse hasta lograr una posición flácida y de esta manera puedas volver a tus asuntos del día a día. Con los dispositivos que tienen solución salina, puedes incluso acelerar el proceso de desinflado, apretando el pene y empujando la solución salina de nuevo al recipiente. Aunque eso puede sonar doloroso, no lo es y se convierte en una segunda forma de vida con la práctica.

Con la idea de un recipiente dentro del cuerpo del hombre como parte fundamental de varios modelos de prótesis de pene, quería saber con qué frecuencia había que llenar el recipiente debido a la evaporación de la solución salina. Evidentemente, según el Doctor, solo hay que llenar el recipiente una vez y esto será suficiente durante unos 10 años. Piénsalo como un implante mamario en el que el recipiente está lleno de silicona, en este caso está lleno de solución salina, y es muy resistente.

Todos tenemos una idea de cuánta manipulación ocurre con los implantes de seno, así que ahora solo aplica ese mismo razonamiento a la prótesis de pene. ¡Eso es lo que hace que este libro sea tan divertido!

Después de pensarlo un poco más y empezar a entender que las prótesis de pene eran similares a los implantes mamarios, debido a algunos de los materiales utilizados, tenía otra pregunta para el Doctor. ¿Puede haber fugas de solución salina de del recipiente del modelo? Si es así, ¿cómo sabrías que el recipiente de tu prótesis de pene tiene fugas al estar dentro de tu cuerpo? La respuesta es que también es posible, ya que utiliza materiales similares a los de un implante mamario. Sin embargo, en las prótesis de pene, las fugas se producen con mayor frecuencia en los conductos. Es tan fácil de identificar como un implante mamario plano porque cuando tratas de bombear tu prótesis y escuchas "aire", también podrías citar al astronauta Jim Lovell quien dijo, "Oh, Houston, tenemos un problema".

Tú notarás cuando se haya roto, y ese es el momento de llamar a tu urólogo porque la prótesis de pene tendrá que ser retirada y reemplazada. Con esta difícil situación y sus consecuencias, me preguntaba si estos dispositivos tienen garantía como un buen juego de neumáticos. ¡Sí, la tienen! Estos dispositivos están cubiertos durante el primer año. Mi consejo para todos los beneficiarios de estos dispositivos excepcionales es que los usen tanto como sea humanamente posible el primer año y saquen provecho de su dinero y el kilometraje de todas sus partes antes de que se queden sin garantía.

Cuando el Doctor implanta una prótesis inflable a sus pacientes, su petición número uno es "la más grande". Todos los que están leyendo este libro ahora mismo quieren saber si esto es posible. La sociedad casi exige que el pene de un hombre sea lo más grande posible. Nunca había entendido esta norma social hasta que salí con un tipo que tenía el pene más pequeño que he visto aparte de la época en que he cuidado niños. Supe de inmediato que el pene de talla infantil no iba a funcionar por más inteligente que él intentara ser. Esa es otra historia, así que sigamos adelante.

El Doctor me iluminó diciendo que ningún hombre está satisfecho con su tamaño. Así que hice otra pregunta muy importante. ¿Haces que sus penes sean más grandes? Él ha elaborado una respuesta de manera brillante para todos sus pacientes y dice así: "Solo puedo darles lo que Dios ya les dio. No soy mejor que él. Puedo hacerlo funcional, pero el tamaño seguirá siendo el mismo, y puedo prometerles que será funcional". Me aseguró que ningún paciente ha cuestionado esa respuesta y todos han quedado satisfechos con su respuesta.

Como esposa, me parece a mí que lo único que importaría en esta discusión sería el hecho de lograr una erección. ¡No voy a negar que la curiosidad me ataca cuando me pregunto qué tan grande puede hacer este pene nuevo! Esto me generó otra pregunta para el Doctor. ¿De qué tamaño son los implantes? Por supuesto, el esposo me da las medidas en métrica. Y yo quiero tener una idea más visual. Le digo, "Si fueras a comparar el implante de pene con una bala, ¿sería calibre 50?" A lo que el Doctor respondió que no era posible describir prótesis de pene en calibres de bala. De todos modos... ¿Qué sé yo de balas? Entonces, le hice otra pregunta sobre los pacientes más jóvenes y viejos en los que había usado estos dispositivos. Le pregunté esto con el fin de ver qué tan grande es la red que podemos lanzar al mundo para que los hombres se den cuenta de que tienen opciones. El paciente más joven al que el Doctor le instaló una prótesis de pene estaba en sus 30 años. Su paciente más viejo tenía 90 años. Estas cirugías fueron realizadas después de que se cumplieran todas las autorizaciones prequirúrgicas. Ambos pacientes estaban muy felices.

Cuando un hombre no ha podido tener relaciones sexuales, y luego puede empezar a tenerlas de nuevo, el Doctor afirmó que sus pacientes son los hombres más felices de la tierra. Ahora, como su esposa, al tener que andar por la ciudad con mi esposo, puedo asegurarles que estos dispositivos funcionan. ¿Cómo puedo saberlo? Bueno, primero, no todos los pacientes de prótesis de pene que cuentan con el dispositivo Semi Rígido son expertos en bajar su arma correctamente. El Doctor asegura que esta habilidad mejora con la práctica. Podemos estar sentados en cualquier restaurante de nuestra pequeña ciudad o asistir a cualquier evento, e inevitablemente, uno de sus pacientes aparecerá y le dará a mi esposo un gran apretón de manos y luego un abrazo, siempre con una gran sonrisa. Esta es la señal para alejarme rápidamente y encontrar algo más que hacer porque la conversación va directamente hacia el pene. Si no puedo huir, me concentro muy intensamente en las obras de arte que haya en la habitación en un esfuerzo por desviar mis ojos del paciente con la prótesis de pene. Este es un riesgo de la profesión en nuestro círculo de conocidos cuando estamos en público. El paciente procederá a discutir cómo ha logrado una erección. A continuación, el dedo índice brotará y el paciente a menudo mostrará el ángulo o el grado de erección alcanzado con una sonrisa gigante en su cara. Por cierto, nunca se acercan a mi esposo juntos a sus esposas. Todavía no sé por que. Probablemente la esposa es tan tímida como acerca de este tema, ya que ella es el objetivo de esta nueva erección adquirida.

Así que, caballeros, no están solos en este asunto. El Doctor ha escuchado tantas historias a lo largo de los años de miles de pacientes, tanto hombres como mujeres, de cómo los problemas urológicos afectan las relaciones tanto de manera positiva como negativa. El Doctor te alentaría a visitar tu urólogo inmediatamente y encontrar ayuda para mejorar tu calidad de vida. Esto incluye a los hombres jóvenes (y mayores) que tienen diabetes o presión arterial alta. Sorprendentemente, estos problemas pueden afectar tu vida sexual y tus relaciones, por lo que deberías buscar inmediatamente un urólogo competente con el fin reducir el sufrimiento emocional que puede producirse.

10

DIABETES Y DISFUNCIÓN ERÉCTIL

Siéntase bien y sea libre

Al ser la esposa del Doctor, tuve que preguntar por qué la diabetes afectaría las erecciones. Después de todo, ¿No es esta causada por problemas de azúcar en la sangre? Realmente no veía la conexión entre el azúcar en la sangre y las erecciones. Indudablemente, hay una gran conexión entre ambas y es porque la diabetes bloquea las arterias, que son mucho más pequeñas en el pene. Por lo tanto, el pene suele ser la primera propiedad que se ve afectada directamente por el cierre del flujo sanguíneo. Bajo esta lógica, es más fácil entender por qué esta categoría ha aumentado con el tiempo y es más frecuente en ciertas poblaciones de hombres jóvenes que fueron diagnosticados con diabetes cuando eran niños o adolescentes.

Caí en cuenta de que en todos mis años como esposa del Doctor, nunca se me había acercado una madre preocupada por el potencial de su pequeño hijo de padecer disfunción eréctil. Comprendí que las madres no suelen pensar en el futuro. Si empezáramos a educar a los padres sobre los efectos de la alimentación, la obesidad y cómo afectará a la vida de sus hijos en el futuro con respecto a su capacidad de rendimiento sexual, apuesto a que llamaría mucho su atención. Incluso podría crear un movimiento lo suficientemente fuerte para abordar la diabetes juvenil y sus efectos en la función sexual como adultos.

Así que vamos a cursar una lección rápida sobre los dos tipos de diabetes para que el concepto de azúcar en la sangre y el flujo sanguíneo te ayude a entender por qué se presenta la disfunción eréctil en los diabéticos. Hay diabetes Tipo 1 y Tipo 2. Los diabéticos Tipo 1 tienen el mayor riesgo de impotencia porque a menudo tienen complicaciones como la insuficiencia renal y la enfermedad cardíaca. Dado que la diabetes Tipo 1 comienza a una edad tan temprana, estos hombres pueden tener una mayor incidencia de disfunción eréctil. Generalmente, cuanto más tiempo haya tenido el paciente la diabetes, mayor será el riesgo de disfunción eréctil. Es bastante común que estos hombres jóvenes diabéticos pierdan a sus parejas por este problema y eso los impulse a buscar un tratamiento. La diabetes Tipo 1 es un trágico problema de salud para los muchachos que se volvieron diabéticos cuando eran niños o adolescentes porque, según los 25 años de experiencia del Doctor, estos jóvenes pueden ser completamente impotentes a los 20 o 30 años.

Cuando estos pacientes jóvenes llegan, o en el caso de cualquier hombre que sufra de disfunción eréctil, a menudo no entienden que puede ser un problema de salud subyacente el que está causando la disfunción. La mayoría de los hombres se culparán a sí mismos o sentirán frustración y enojo por no poder desempeñarse sexualmente. No se dan cuenta de que la disfunción eréctil no tiene nada que ver con ellos, sino con su historial de salud. El Doctor siempre se esfuerza en decirle a sus pacientes que nunca ha visto a un hombre diabético que no desarrolle disfunción eréctil en algún momento de su vida. De acuerdo con las observaciones y la experiencia de mi esposo, no hay nada que pueda ayudarles en algún momento aparte de una prótesis inflable de pene, lo cual es una buena solución para un historial de salud desafiante.

Los diabéticos de Tipo 2 tampoco están a salvo de la disfunción eréctil. Aparentemente, cuanto más tiempo esté presente la diabetes, puede ser un indicador de que se desarrollará la disfunción eréctil. Digamos que tienes 35 años y ya has desarrollado la diabetes Tipo 2. Es posible que también empieces a mostrar síntomas de disfunción eréctil. Además, la diabetes y la disfunción eréctil en hombres jóvenes son ahora reconocidos como indicadores obvios para evaluar un posible episodio cardíaco futuro. De acuerdo con el Doctor, es muy importante que le hagas saber a tu médico de cabecera que estás empezando a experimentar dificultades con tus erecciones y de esta manera revisar tu colesterol y análisis de sangre para comenzar a tomar los medicamentos necesarios y adoptar un estilo de vida saludable. Pídele a tu médico que comience a controlar tu presión arterial alta y colesterol y sigue sus instrucciones para mantener estas cosas bajo control. De esta forma, podrás mitigar la disfunción eréctil si continúas el seguimiento con tu médico y atiendes a sus consejos.

11

¿HACE FRÍO AFUERA O SE ESTÁN ENCOGIENDO?

Las ilusiones están sólo en la mente

Bueno, cuando no es una cosa, es la otra. Es posible que ya hayas sido afectado negativamente en algún grado por la disfunción eréctil y que tu mente haya empezado a jugar cada escenario terrible que sea posible. Sin embargo, durante tu proceso mental, quedaste increíblemente agotado preguntándote por qué diablos estás tan cansado en medio de un día fabuloso. Peor aún, no tienes deseo alguno de tener sexo.

Resulta que podrías ser uno de los muchos hombres que sufren de encogimiento de los testículos o lo que el Doctor describiría técnicamente como "testosterona baja". Se trata de los anuncios recurrentes que ves en la televisión donde nombran algo llamado "Baja T". Esa es la forma genial de decir que tu libido se ha desvanecido. En la opinión del Doctor, hay una epidemia de baja "T" entre los hombres. Hablamos de un promedio de 10 hombres semanales que vienen a verlo porque no tienen ningún deseo de tener sexo. Esto afecta generalmente a los hombres de 30 años en adelante.

Parece que la población en general está un poco más educada acerca de la falta de deseo debido a comerciales como el de Frank Thomas, el famoso jugador de béisbol, quien comparte sus pensamientos acerca de una droga naturalmente maravillosa para mejorar esta situación.

La baja T puede ocurrirte en tus 30 años, pero es mucho más frecuente a los 50. Tu cuerpo te dejará saberlo si estás dispuesto a escucharte y esa es tu oportunidad para arreglarlo. Cuando hablamos de productos de testosterona, ustedes, los afortunados, estarán felices de saber que pueden beneficiarse no sólo de una erección que podría cargar su maletín, sino además de un mejor metabolismo, un corazón más sano y una mejor función cerebral. Serás tan perspicaz como un guerrero en el campo de batalla y estarás listo para enfrentarte al mundo. Suena demasiado bueno para ser verdad, pero en realidad es verdad.

L'American Sexual Society de Norteamérica y la Sociedad Urológica Americana recomiendan un rango de niveles de testosterona entre 300 y 950. Se recomienda restaurar tus niveles de testosterona a un rango normal siendo óptimos entre 400 a 500. Este rango solventará tus niveles de energía, problemas de metabolismo y la sensación general de bienestar. Se ha demostrado que la testosterona aumenta la agudeza mental, la concentración, la sensación de bienestar y la felicidad.

Puedes relajarte un poco y dejar de sentir pánico al pensar que puedas necesitar un implante de pene. Sin embargo, necesitarás ir al urólogo para que puedan verificar tus niveles de testosterona mediante un simple análisis de sangre. Sé que crees que puedes ir a tu médico primario y hacer lo mismo. Sin embargo, recuerda que un urólogo está entrenado no sólo para ver los resultados de tus niveles de testosterona, sino que además está capacitado para hacer preguntas muy específicas y descartar otros posibles problemas masculinos. Estoy segura de que tu imaginación está despegando ahora mismo en cuanto a cuáles podrían ser esos otros problemas y es por eso que debes visitar a un urólogo en vez de a un médico general para este asunto en particular.

Hay varios síntomas con la baja T, y pueden ser tan simples como volverse un viejo gruñón o tan aterradores como la disfunción eréctil. La testosterona es una hormona muy importante para los hombres, y cuando está fuera de lugar, ya no será tan divertido azotar al mono. De hecho, los bajos niveles de testosterona pueden incluso disminuir la sensación del pene y hacer aún más difícil lograr la vuelta de la victoria del anhelado orgasmo. Entonces, si te preguntas por qué has tenido una reducción drástica de la eyaculación, la baja T puede ser la culpable. Es mucho más impactante dejar atrás la mina de oro y esto confirma tu hombría y virilidad en lo que a la sociedad se refiere. Cuando notes estos pequeños cambios, puedes relajarte un poco porque el Doctor existe por una razón. Para arreglar tu pene.

Como esposa del Doctor, he escuchado a mi esposo discutir este tema hasta la saciedad. Pero también he estado en el lado receptor de la baja T y ahora me considero una esposa experta en el tema. Puedo dar fe de muchos de los síntomas como han sido demostrados por mi esposo. Estoy segura de que seré muy poco grata para él por revelar esto, pero el propósito de la divulgación es hacer saber a los lectores que el Doctor está lidiando con lo mismo que ustedes.

Noté que el Doctor se había vuelto un poco gruñón y fatigado. También noté que tenía algunas dificultades para mantener una erección. Ahora, en calidad de la esposa ardiente, estaba segura de que mi atractivo había disminuido de alguna manera y estaba afectando negativamente nuestra velada amorosa. Esto se prolongó durante algún tiempo y obviamente creó algunos obstáculos difíciles en nuestro matrimonio. Como estaba casada con el "Doctor", no podía creer que tuviéramos este tipo de problemas. Se suponía que eso solo le pasaría a sus pacientes. No olviden que no soy médico, así que no tenía ni idea de qué hacer. Ni siquiera mencioné el tema. Pretendí que mi esposo seguía siendo el hombre más caliente del mundo y traté de ignorar su frustración y estrés con esta nueva situación. Sabía que él tenía la solución en algún lugar de su cerebro con forma libro de texto. Confiaba en ello.

A medida que pasaba el tiempo, empecé a pensar que eran sus pastillas para la presión sanguínea ya que estaba cambiando la medicación en un intento por mantenerla bajo control. El tiempo pasaba, y de repente, escuchaba un nuevo sonido en el baño todas las mañanas. Era un sonido misterioso como si estuviera jugando con algún juguete. Sucedía todas las mañanas. Pronto supe que el Doctor había iniciado un tratamiento farmacéutico para su problema de baja T. Con el paso del tiempo, esos dos extraños clics cada mañana se convirtieron en los mejores sonidos que jamás haya escuchado.

Me enteré de que ahora estaba aplicando una versión compuesta de crema de testosterona. Comencé a notar varios cambios impresionantes con mi esposo. El mejor cambio inicialmente fue que estaba menos malhumorado. Un hombre malhumorado no es sexy. Caballeros, si quieren tener sexo, no pueden ser gruñones. Luego noté que el Doctor estaba más enérgico. Esta combinación de no ser gruñón y tener más energía nos llevó a un punto en el que todo lo demás era manejable y un poco más positivo. Lo siguiente grandioso que se pasó mientras los clics matutinos continuaban fue el hecho de que la noche de citas volvió a un punto en el que mi hombre estaba rockeando y haciendo que el matrimonio fuera divertido de nuevo. Sabía que se sentía bien de nuevo porque se despertaba cada mañana sintiéndose como un rey.

Ahora puedo confirmar que la baja T, o mejor dicho, el Hipogonadismo, puede reducir significativamente la calidad de vida de los hombres y sus parejas. Vi lo que le pasó al Doctor. Afortunadamente, él estaba muy instruido y capacitado en el tema, y encontró una solución antes de que empezara a causar más problemas en casa.

Además del matrimonio, la baja T también puede tener un impacto negativo en tu trabajo. Esto es porque es difícil ir a trabajar todos los días cuando estás constantemente fatigado e irritable.

Así que ahora que conoces la crema mágica de dos clics, es bueno saber que hay más opciones que puedes discutir con tu urólogo. La testosterona puede ser suministrada a tu cuerpo de varias maneras, incluyendo a través de cremas, parches transdérmicos, gel tópico, pastillas, implantes o inyecciones. Hay tantas cosas en el mercado, y sólo disponibles a través de tu médico, que no hay motivos para seguir sufriendo. Cada método de administración funciona y se elige principalmente según la cobertura del seguro. Cada método tiene sus ventajas y desventajas, pero lo único que realmente importa es la dosis. Es necesario comprobar los niveles el primer mes para verificar si se han normalizado y ajustar la dosis apropiadamente, y luego cada seis meses después de eso. ¡Esto es obligatorio!

Estas citas de control son muy importantes porque la terapia de testosterona puede tener efectos secundarios. Al monitorear tus niveles cada seis meses, tu urólogo puede revisar tu PSA (Antígeno Prostático Específico), los volúmenes de sangre y los niveles de testosterona para asegurar que todo esté bien.

Debido a que estoy casada con el Doctor, mi padre fue un afortunado beneficiario de excelente atención médica con respecto a su baja T. Mi esposo revisó a papá y determinó que estaba fatigado y mentalmente nublado debido a la baja T. El Doctor estaba en lo cierto. La testosterona de mi padre estaba en 178, lo cual explicaba todo.

Mi padre inmediatamente empezó a usar la crema mágica de dos clics, y en un mes, estaba volviendo a la vida. Fue a hacerse un análisis de sangre y obtuvo un perfecto 325. Mi esposo envió a papá a casa para continuar con su juego de golf y su vida con mi mamá. Como cinco meses después, mi madre empezó a decirme que mi padre estaba muy irritable y malhumorado, y se preguntaba si estaba sufriendo demencia o estaba empezando a tener pequeños derrames cerebrales. Yo me había preguntado lo mismo. Mi padre es el hombre más amable del mundo. Es un irlandés muy feliz y jovial, que sólo tiene cosas bonitas que decir a todo el mundo. Este nuevo comportamiento malhumorado estaba sin duda alejado de su carácter.

Un día, nuestro maravilloso jardinero, Moses, pasó por la casa de mi padre para hacer su trabajo habitual. Moses adoraba a mis padres y siempre cuidaba de ellos y de su hermoso jardín. En ese día inusual, Moses me llamó bastante angustiado. Me dijo que estaba seguro de que mi padre estaba teniendo un ataque. Le pregunté qué le hacía pensar eso. Moses me dijo que justo después de terminar de soplar el pasillo del frente, mi papá salió y le dijo que le faltaba un pedazo de "maldito papel" y que "recogiera esta mierda". Definitivamente mi padre no se comporta de esta manera. Cuando Moses me dijo esto, yo también estaba segura de que mi padre estaba teniendo un pequeño derrame cerebral. Inmediatamente llamé a mi esposo y le dije lo que estaba pasando. Él empezó a reírse. Le pregunté qué era tan gracioso. Me dijo que llevara a mi padre a su oficina para que pudiera comprobar sus niveles de testosterona con un análisis de sangre rápido. ¡Los niveles de testosterona de mi padre estaban en 1.028! ¡Mierda!

Le pregunté al Doctor qué le había hecho a mi padre y por qué sus niveles estaban tan altos. Me dijo que un pequeño porcentaje de pacientes absorbían demasiado la testosterona. Resulta que nuestra familia es "sensible a las drogas" y tendemos a sobredosis más fácilmente que el promedio de las personas. Así que sólo usamos alrededor de un cuarto de la dosis de las personas promedio. A mi padre le quitaron la testosterona durante unas dos semanas y su dosis fue reajustada para su cuerpo. Hoy en día tiene 91 años y continúa usando la crema mágica de dos clics y sigue jugando 18 hoyos de golf unos cuatro días a la semana.

12

LA PRÓSTATA, ALIAS LA ESTAFADORA

La fortaleza es una virtud subestimada

La próstata es un tema interesante, y aunque la mayoría de los hombres sonríen o se ríen con chistes de "orina", en el fondo, guardan un miedo profundo que nunca discuten con nadie. De acuerdo con el Doctor, cuando un paciente masculino llega a su oficina, no se está riendo, y lo último que quiere escuchar es un chiste sobre la orina. Este no es un paseo voluntario y de lo último que quiere hablar es de su próstata.

La mayoría de la población no sabe para qué sirve la próstata y cómo puede interferir con la capacidad de un hombre para orinar. La próstata es una glándula del tamaño de una nuez que se encuentra en la base de la vejiga del hombre. Rodea la uretra, la cual es el tubo que conecta la vejiga con el orificio de la orina, permitiendo que la orina salga de forma adecuada. El propósito principal de la próstata es producir un fluido que transporta el esperma del hombre durante la eyaculación garantizando un disparo perfecto en todo momento. Ahora imagínate si la próstata que rodea la uretra se hace cada vez más grande y básicamente asfixia la uretra. Orinar se convierte en un acto de magia y te das cuenta de que es hora de ir al urólogo.

Cuando un hombre llega a este punto, le cuesta tanto trabajo orinar o vaciar su vejiga, que está convencido de que es el comienzo del cáncer de próstata. Es por eso que los hombres tardan tanto en pedir la cita con el urólogo. No sólo es vergonzoso y humillante describir la forma en que el chorro de orina suena como si saltara rocas en un lago, o la sensación de no poder vaciar nunca la vejiga, sino que la posibilidad de un cáncer de próstata se halla en el fondo de toda esta conversación.

Para empezar esta conversación correctamente en relación a todo lo que tiene que ver con la próstata, seamos muy claros en lo que llamaré "La Pequeña Estafadora". La llamo así porque el Doctor declaró que no hay síntomas de cáncer de próstata, a menos que ya esté en etapas avanzadas. ¿Me escuchaste bien? No hay ningún síntoma de cáncer de próstata en las primeras etapas. Y, si has acudido al urólogo con pérdida de peso o dolor de huesos, probablemente sea demasiado tarde.

Este pedazo de anatomía del tamaño de una nuez que existe en el cuerpo masculino es realmente tramposo. Lo compararía con una mujer impredecible. En un momento, ella es la que confirma que aún tienes tu hombría, y al minuto siguiente, te ha traicionado y se ha llevado la mitad de tus pertenencias. Ni siquiera lo viste venir. Llega a ti como un gancho derecho del campeón mundial de peso pesado.

Los síntomas del bajo tránsito urinario pueden ser uno de los últimos indicios de cáncer de próstata y es cuando la mayoría de los hombres finalmente acuden a esa cita. La forma más común de diagnosticar el cáncer de próstata es una elevación aislada del Antígeno Prostático Específico o PSA. Un simple análisis de sangre es parte importante de tu examen urológico, aunque no se puede confiar solamente en él para determinar si tienes algún problema. Lamento darles la noticia a todos los hombres de aquí presentes. Si bien el simple análisis de sangre es maravilloso, también debe ir acompañado del famoso examen rectal digital. Según el Doctor, el examen rectal digital es una fuerte confirmación o negación en la mayoría de los casos de cáncer de próstata cuando se combina con el PSA. No te hagas demasiadas esperanzas todavía. Recuerda, estamos tratando con una estafadora. ¡Esta tramposa del tamaño de una nuez puede pasar sin ser detectada por el PSA normal y el examen rectal digital! Eso es porque el PSA es una proteína producida por células normales y malignas de la glándula prostática.

Aquí es donde todos decimos, "¡¿Estás jodiéndome?!"

13

LOS 3 TIPOS GENERALES DE CÁNCER DE PRÓSTATA SÓLO PARA HACERLO SENCILLO

Tratar de entenderlo es un comienzo

Hay básicamente 3 tipos de cáncer de próstata que se utilizan como una guía muy general. Como este no es un libro de medicina, no vamos a hablar de "ciencia médica". Después de escuchar al esposo ahogarme en sus pensamientos sobre los tipos de cáncer de próstata, decidí mantenerlo simple y generalizar el tema de manera que quedara claro para las personas como tú y yo. Después de varias sesiones en IHOP, mientras disfrutaba de nuestros panqueques, sentí como si escuchara al Doctor decir que generalmente hay tres categorías de tipos malvados o grupos de cáncer con los que hay que lidiar si la próstata, alias "La estafadora", decide causar problemas.

Los tres tipos generales son:

1. **"Bien diferenciado"** que se considera de bajo grado y es más probable que sea menos agresivo y puede tender a crecer o extenderse muy lentamente. A menudo se encuentra en personas mayores.

2. “**Moderadamente diferenciado**” que tiene características de los dos tipos. Se comportará dependiendo de cuál de esas dos características sea predominante en el tumor. Por lo tanto, puedes tener un tumor moderadamente diferenciado que sea de crecimiento lento o rápido.

3. **“Poco diferenciado”** es claramente desastroso. Este es el que todo hombre teme y por una buena razón. Gracias a Dios también es el tipo menos común de cáncer de próstata.

Con el cáncer poco diferenciado, puedes no tener síntomas y un PSA normal y terminar con uno de los peores cánceres de próstata. La razón por la que el cáncer de próstata produce un PSA es porque el tejido se parece al cáncer de próstata, pero sólo más porque se multiplica más rápido y produce más PSA, por lo tanto es anormal. Este tipo de cáncer es tan malo que no tiene aspecto de próstata y la célula es tan irregular que crece como un incendio forestal. No produce PSA y no tiene ninguna característica de la próstata, así que la gente piensa que porque su PSA es normal, no tienen cáncer de próstata. La estafadora ataca de nuevo. Es por esta razón que un examen rectal digital es esencial además del PSA.

Tengo un muy buen amigo, al que llamaremos Mike por el bien de su privacidad, él es un tipo inteligente y está enormemente involucrado en su comunidad haciendo del mundo un lugar mejor cada día. Mike es un tipo modesto y es un macho reservado que nunca se molestaría en ir a ver a su urólogo, y mucho menos se sometería a un examen rectal digital. A medida Mike envejecía, se volvía más terco en cuanto a lo que haría y lo que no haría. Sentía que ir a un urólogo de por sí era demasiado vergonzoso. A medida que se acercaba a los 65 años, empezó a tener tremendas dificultades para orinar, como cualquier otro sujeto de su edad.

Durante la visita inicial de Mike para averiguar por qué era tan difícil orinar, el doctor quiso aprovechar la oportunidad para revisar su PSA. Este análisis de sangre rápido reveló que el PSA de Mike era de 3 y se consideraba normal. El rango de un PSA normal es de 0 a 4. A medida que la cita continuaba, Mike fue informado por el doctor sobre la importancia de un examen rectal digital ya que era el estándar de cuidado para todo hombre de su edad. Aparte de eso, el doctor no iba a dejar que Mike se fuera sin entender los riesgos de no hacerlo.

Estoy segura de que puedes adivinar el resto de la historia desde aquí. El examen rectal digital reveló una próstata dura como una roca, lo que podría explicar la dificultad de Mike para orinar. El doctor explicó la importancia de proceder a una biopsia de próstata programada para averiguar por qué su próstata estaba tan dura. A veces una próstata dura es sólo eso y no se necesita más cuidado. A veces una próstata dura como una roca puede ser cáncer.

Cuando la patología regresó del laboratorio una semana después, los resultados mostraron que Mike tenía cáncer de próstata. La estafadora ataca de nuevo. De acuerdo con el Doctor, esto puede ocurrir hasta un 20% de las veces en los pacientes.

El tamaño de la próstata, sin embargo, no es una indicación de cáncer. El tamaño normal de una próstata es de unos 25 gramos. Hay pacientes que pueden tener una próstata de hasta 300 gramos sin ningún síntoma y aún así estar sanos. Adelante, haz los cálculos correspondientes. Eso es un montón de nueces dentro. Evidentemente, como soy la esposa del Doctor, tuve que preguntar cómo es que esa cosa tan grande cabe ahí. El Doctor me aseguró que encajaba muy bien en ese paciente en particular. Claramente, se puede medir el tamaño de la próstata si el urólogo hace un ultrasonido.

Así que aquí está la verdadera razón por la que la Embaucadora es un problema. Le hace honor al apodo que le puse. La próstata puede tener un tamaño normal y estar llena de cáncer con síntomas horribles. O bien, puedes tener una próstata pequeña sin cáncer y aún así tener síntomas horribles. También puedes tener una próstata de 300 gramos sin síntomas y no tener cáncer de próstata. Como es habitual, el tamaño no importa en este caso. La estafadora puede venir en todas las formas y tamaños y ser una buena o una mala chica sin síntomas o indicadores de su estado.

En este punto del libro, deberías buscar el número de tu urólogo local acreditado.

Cuando se trata de cáncer de próstata, no hay dos pacientes iguales. Hay varias formas de tratarlo, lo cual es una discusión que debes tener con tu urólogo. Con tratamientos como la radiación, tanto con radioterapia de externa como con braquiterapia, la cirugía puede evitarse. Si es necesaria, hay dos formas de extirpar la próstata, ya sea mediante cirugía abierta o robótica. Por esta misma razón, debes ser tu propio y mejor detective al usar todas las herramientas a tu disposición para asegurarte de que te mantengas saludable. No esperes a que el cáncer de próstata haga metástasis o se extienda por todo el cuerpo. Tienes opciones para combatir esta enfermedad si actúas a tiempo. Dependiendo de la etapa del cáncer, tu PSA, y la cantidad de cáncer de próstata que exista, junto con tu edad, tienes una opción "óptima" en cuanto a la cirugía del cáncer de próstata. Puedes realizar una radioterapia o una prostatectomía, y tu urólogo discutirá todas las opciones que son mejores para tu situación.

Ahora ya sabes por qué llamo a este difícil órgano la Estafadora. Si digo próstata, todos los hombres escucharán "cáncer". El cáncer de órganos sólidos más común en los hombres es el cáncer de próstata. La próstata tiene un papel simple en la anatomía humana y es producir la parte líquida de la eyaculación junto con las vesículas seminales que secretan el líquido que está parcialmente compuesto de semen. ¡La Estafadora es como un hombre con un maletín lleno de diamantes porque guarda el esperma que es eyaculado y cosecha sus semillas de por vida! Extraer la próstata es difícil tanto emocional como físicamente porque te hace infértil. Pero aún puedes tener orgasmos, así que la fiesta no se ha acabado del todo. ¡Aleluya!

Tenía otra pregunta para el Doctor, y era sólo simple curiosidad. Quería saber cuál era la edad más joven y más avanzada de los hombres en los que tuvo que extraer la próstata. El más joven que operó tenía 38 años. Eso me rompió el corazón. Al parecer, tenía antecedentes de cáncer de próstata en su familia. El mayor tenía 76 años.

La edad promedio para tratar el cáncer de próstata es a los 60 años. Puede empezar antes, dependiendo de tu historial familiar o simplemente de la mala suerte. La clave para lidiar con la próstata es visitar al urólogo regularmente y mantenerse a la delantera para mejorar las probabilidades de vencer esta horrible enfermedad.

Así que, con toda esta información, tuve que preguntarle al Doctor sobre la investigación del cáncer de próstata y dónde estamos en la actualidad en cuanto a las respuestas sobre esta horrible enfermedad. Si el análisis de sangre, los síntomas y el examen rectal no pueden detectar el cáncer de próstata, ¿Qué se está haciendo para resolver esta situación tan grave? El Doctor afirmó que la ciencia está desarrollando muchos enfoques para resolver esto y que se están gastando cientos de millones de dólares con la esperanza de lograr una identificación temprana de esta enfermedad.

Las pruebas de PSA gratis (fPSA) son algunos de los métodos más recientes para detectar el cáncer de próstata, lo cual es algo complicado, pero también tiene muchos falsos negativos. Existe otro método llamado velocidad del PSA, que observa la tasa de aumento del PSA y se realiza aproximadamente cada seis meses. Se mide la velocidad del PSA, la cual es en esencia el PSA dividido por el volumen prostético o el tamaño de la próstata, y eso tiene cierta esperanza de identificar el cáncer. También hay un PSA "súper sensible" que tiene más posibilidades de detectar el cáncer. El dictamen aún está en el aire y no está ampliamente disponible aún. Hay un análisis de orina llamado PCA3 que también está disponible, pero todavía no se utiliza comúnmente. Puedes preguntarle a tu urólogo cuál es la mejor prueba para ti.

Hay dos causas comunes para un PSA falsamente elevado. La primera es la prostatitis, donde la inflamación de la próstata hace que el PSA se filtre y dé un resultado de PSA alto. La segunda razón para un PSA falsamente elevado es si el paciente se hace un PSA dentro de los 30 días siguientes a una prostatitis, a un catéter de Foley o a una colonoscopia. Es probable que estos elementos hagan que el PSA sea anormal. Sin embargo, la remisión a un urólogo por esas razones no justifica una biopsia de próstata. Se recomienda un período de espera de 30 días para permitir que el PSA vuelva al nivel que tenía antes de la causa del aumento. Si sigue estando alto después de 30 días, entonces sería motivo de preocupación. Si es normal, entonces no se justifica ninguna otra evaluación.

La prostatitis es simplemente una infección de la próstata y a menudo se trata con un antibiótico durante cuatro semanas. No obstante, esta condición agravada puede causar grandes molestias e inconvenientes a un hombre debido a la constante micción, mientras que se pregunta si padece cáncer de próstata.

Recuerden que la Estafadora puede ser sintomática o estar completamente disfrazada como Harry Potter y no tener síntomas. No sabes a qué te enfrentas, así que debes dejar que tu urólogo especializado te haga un PSA y un examen rectal digital regularmente.

14

NO LO CREO, ¿LOS HOMBRES TAMBIÉN TIENEN PÉRDIDAS?

La humildad es ver la realidad

Entonces, caballeros, las damas han decidido darles igualdad de derechos a la hora de orinarse en los pantalones. ¡Apuesto a que no lo veían venir! Resulta que la Estafadora del último capítulo aún no ha terminado. La próstata sigue causando problemas que pueden llevar a la incontinencia. Atención hombres que se acercan a los 60 años, o los que tienen la suerte de llegar más lejos, este capítulo es para ustedes.

Es fácil relacionarse con el tema de la incontinencia cuando se trata de simples personas que observan en un lugar concurrido como un aeropuerto, mientras esperan su vuelo de conexión. Sólo siéntate y observa el tráfico que entra y sale del baño de hombres en cualquier lugar público. Notarás que los hombres mayores que se dirigen al baño a menudo aceleran el ritmo al acercarse a la puerta. Pero intentan hacerlo de manera que nadie se dé cuenta de que sus pasos son más largos y ligeramente más rápidos. Esta observación humana es la razón por la que decidí escribir este capítulo.

Normalmente el problema de la incontinencia o de las fugas comienza cuando un hombre se levanta y la gravedad toma el control. Me doy cuenta de esto con mi padre, que tiene 91 años y merece una medalla de honor por haber llegado tan lejos. Al ponerse de pie, empezará a hacer otra cosa, y yo intentaré hablar con él mientras pasa por aquí. Él felizmente me interrumpe y me dice que la gravedad es la que manda y debe interrumpir nuestra conversación para responder al dios de la cerámica, también conocido como "el inodoro".

La incontinencia es sólo un síntoma, pero puede haber muchas causas diferentes de por qué podrías tener fugas. Hay dos tipos principales: de esfuerzo y de urgencia. La incontinencia de urgencia puede producirse debido a la vejiga hiperactiva, a las elecciones de estilo de vida, a la edad y a que no hay ninguna cirugía masculina que estropee las tuberías. La incontinencia de esfuerzo suele ser el resultado de una cirugía masculina, como la de la próstata, y no se puede controlar.

La incontinencia de urgencia es cuando tienes la necesidad de orinar inmediatamente y con frecuencia, por la mañana, al mediodía y por la noche. Con esta condición, los hombres empiezan a planear su día en torno a todos los baños disponibles a los que puedan acceder rápidamente o cuando las ganas de orinar aparecen. Tal comportamiento ha sido descrito por el Doctor como mapeo de baños. No es raro que un hombre se orine en los pantalones si no encuentra un baño a tiempo.

Las posibles razones de la incontinencia por urgencia pueden deberse a varios problemas de salud, como una infección, el agrandamiento de la próstata, la incapacidad de vaciar completamente la vejiga, o incluso problemas con la uretra que pueden impedir que el orificio de la orina permita que salga correctamente. No olvidemos la vieja y anticuada vejiga hiperactiva (OAB). La edad es otro posible culpable cuando se trata de la incontinencia por urgencia. Una vez alcanzas el número mágico alrededor de 60, las probabilidades de tener fugas están a tu favor. Otra razón potencial para la incontinencia por urgencia puede ser el estrés psicológico y la dieta. Estas son cosas que hay que tener en cuenta cuando se siente constantemente la necesidad de orinar todo el día, todos los días. ¡Tanto la incontinencia de urgencia como la de esfuerzo interfieren con la calidad de vida!

La incontinencia de esfuerzo va más allá de la incontinencia de urgencia y puede interferir en tu calidad de vida más que la incontinencia de urgencia. La incontinencia de esfuerzo es más común en las mujeres, pero también puede ocurrirle a los hombres y está totalmente fuera de nuestro control. La tubería gotea cuando se somete a cualquier tipo de esfuerzo físico. Un hombre puede orinarse en los pantalones cada vez que estornuda, tose, se ríe, se para o incluso se levanta, empuja o jala. Estas actividades humanas normales que forman parte de la vida cotidiana hacen casi imposible disfrutar de un simple día de descanso y esparcimiento o incluso de un día de paseo con los amigos. Las fugas no sólo son un maldito inconveniente, sencillamente no son excitantes. Sé amable con las mujeres en tu vida que sufren de esta condición. Es común en muchas mujeres...

La mayor razón de la incontinencia de esfuerzo en los hombres es cuando la glándula prostática tiene que ser extirpada debido al cáncer de próstata. Hay otros tipos de cirugía urogenital que pueden causar incontinencia de esfuerzo, es decir, cualquier cirugía que tenga que ver con la fontanería masculina. Cuando un urólogo tiene que empezar a meterse en los asuntos de ahí abajo, las fugas pueden comenzar.

Existen opciones de tratamiento tanto para la incontinencia de urgencia como para la incontinencia de esfuerzo. Aunque todo el tema parece un gran dolor de cabeza, y lo es, hay grandes soluciones para los hombres. En el caso de la incontinencia de urgencia, es probable que finalmente vayas al urólogo cuando hayas llegado al punto de agotamiento, ya que la incontinencia de urgencia es el monstruo que nunca te deja dormir. Esto se debe a que es un problema de 24 horas. Las tuberías no dejan de gotear sólo porque estás tratando de dormir. Si tienes incontinencia de esfuerzo, dormirás mucho, pero tan pronto te despiertes y vayas al baño, probablemente dejarás un rastro de orina en el suelo y ni siquiera te des cuenta. Ambas formas de incontinencia en los hombres requieren múltiples viajes al baño.

La buena noticia de la incontinencia en los hombres de hoy en día es que hay una variedad de soluciones dependiendo del tipo de incontinencia y el nivel de gravedad. Estas soluciones incluyen la dieta, el entrenamiento de la vejiga, la fisioterapia del suelo pélvico, los pantalones absorbentes, los medicamentos e incluso la cirugía. Un buen urólogo trabajará contigo para resolver tus problemas de incontinencia dependiendo de tu historia personal de salud y tu condición.

Independientemente de la razón por la cual tengas la constante necesidad de orinar o cualquier tipo de fuga, ¡es hora de buscar un urólogo certificado y resolver este problema! No hay más razones para sentirse deprimido o incluso aislado. Un buen urólogo tiene un menú de tratamientos para ayudarte a superar esta situación tan difícil que afecta a casi 6 millones de hombres sólo en los EE.UU.[1] ¡Así que sé valiente, como lo fuiste alguna vez y toma las medidas para remediar tus fugas! Las soluciones son buenas y millones de hombres ya se están beneficiando de estos tratamientos. Consigue la ayuda que necesitas para poder dormir tranquilo sin dejar rastros de orina en el suelo y reunirte con tu familia y amigos.

1 About Incontinence—Contributing Factors—Prostate Problems in Men. The Simon Foundation for Continence. http://www.simonfoundation.org/about_incontinence_contributing_factors_prostate.html. Accessed September 13, 2016

15

TRACCIÓN DEL PENE. ¡FUNCIONA!

Haz lo que puedas y persevera

El año pasado, el Doctor y yo asistimos a la reunión anual de la Sociedad de Medicina Sexual de América del Norte, en Nashville, Tennessee. Como de costumbre, llegamos a nuestro hotel y pasamos por el proceso de registro para subir a nuestra habitación después de un largo día de viaje. Ni siquiera 15 minutos después de que llegáramos, llamaron a la puerta. Dejé de desempacar para abrir la puerta y me saludó uno de los botones del hotel. Me miró a los ojos y rápidamente me entregó una especie de panfleto de un evento comercial. Mientras miraba hacia abajo para ver qué diablos era, le di la vuelta y me di cuenta de que era una réplica de un pepino doblado con algo escrito y un "bulto". Levanté la vista para intentar preguntarle qué diablos era esto e inmediatamente me percaté de que había desaparecido por el pasillo como un rayo. Volví a examinar el folleto y comprendí que se trataba de un folleto para promover la salud del pene y abordar un problema común conocido como la enfermedad de Peyronie. No me sorprendió que el chico se fuera tan rápido. Qué raro que te den un pepino de cartón con una inclinación y un abultamiento, a menos que estés en la reunión anual de la Sociedad de Medicina Sexual de América del Norte, donde se tratan estos temas.

Cuando escuchas el término "tracción del pene", la imagen visual que se crea es la de esos dispositivos de tortura utilizados en la época medieval donde te ponían en un bastidor de estiramiento y tiraban de tus brazos y piernas en diferentes direcciones para conseguir que colaboraras. El dispositivo de tracción del pene no es nada parecido a "el bastidor". Este dispositivo se utiliza para ayudar a tratar la enfermedad de Peyronie en la que el paciente sufre una curvatura del pene con un bulto cuando tiene una erección. Esta curvatura puede aparecer con el tiempo o a veces de forma inmediata. La enfermedad de Peyronie puede acortar el pene y causar erecciones dolorosas o incluso blandas. Esta condición requiere que vayas al urólogo lo antes posible porque no es una broma.

Ahora que tengo toda tu atención, puedes dejar de cruzar tus piernas y seguir leyendo. Me enteré de la enfermedad de Peyronie a través de una investigación de una de las madres en el estacionamiento de la escuela secundaria después una conferencia de padres y maestros. Esta mujer se me acercó mirando a su alrededor mientras se aproximaba. Claramente, estaba en la fase inicial del intento de obtener ayuda del Doctor. Cuando finalmente se acercó a mi auto, no sólo estaba perpleja en cuanto a cómo iniciar la conversación, también estaba muy angustiada.

Dicen que en perspectiva es 20/20 y ahora sé por qué. El tema de un pene curvo que es doloroso e interfiere con tu vida sexual no es un tema fácil de abordar en el estacionamiento de la escuela secundaria. Tras enterarme de la enfermedad de Peyronie por el Doctor, ahora sé por qué esta mujer parecía estresada. El dolor y el pánico de su esposo durante la erección y el intento de tener sexo era muy real para ella y estaba decidida a encontrar una manera de arreglarlo.

Cuando esta madre de secundaria comenzó a explicarme los problemas con el pene de su esposo, supe que debía mantener la calma. Describió cómo sus erecciones no sólo se doblaban hacia arriba, sino también casi hacia atrás. Me sorprendí a mí misma haciendo una ligera mueca de dolor ante esta descripción y le pregunté si él sentía dolor debido a ese ángulo. Ella confirmó que tenía un alto grado de dolor y continuó describiendo que su pene era como un anzuelo al revés. Iba recto hacia arriba y luego se doblaba hacia atrás, en dirección a su ombligo.

Con toda esta información de una completa desconocida, a la que antes sólo había visto en reuniones escolares, encontré el valor de hacer una pregunta que quería que fuese respondida por mi propia curiosidad. Le pregunté cómo había logrado introducirlo. Me dijo que ya no entraba y que ese era el problema. Mientras procesaba toda la información que esta señora me daba, intentaba averiguar cómo diablos iba a transmitir este inusual problema a mi esposo. Necesitaba más información por parte de ella. Durante los siguientes 20 minutos, discutimos el comportamiento del pene de su esposo durante el último año y los tipos de erecciones que estaba teniendo y el momento exacto en el que éstas comenzaron a curvarse en una dirección que hacía que su pene fuera doloroso e inservible. ¡Vaya conversación!

Llamé al Doctor desde el teléfono de mi auto y le dije que tenía algo serio que discutir y que era un poco inusual. Le expliqué el problema tal como me lo comunicaron. Cuando terminé, nombró la enfermedad y dijo que en realidad era muy dolorosa al principio. Me dijo que le pidiera a la señora que llevara a su esposo a su consultorio por la mañana para que pudiera ayudarlo. "¿Has visto esto antes?" Lo dije de golpe. "Por supuesto", respondió. "Soy urólogo. Me ocupo de esto regularmente."

Colgué el teléfono con el Doctor y pensé mucho sobre su respuesta al problema del pene curvo de este hombre. No tenía ni idea de que el Doctor estuviera tratando con penes curvos. Esto arrojó una perspectiva totalmente nueva sobre mi esposo el Doctor. Estaba aprendiendo tantas cosas extrañas sobre el hombre que creía conocer tan bien. Entonces me pregunté por qué diablos el pene del esposo de esta señora es ahora parte de mi realidad y cómo rayos la miraré de la misma manera la próxima vez que los vea en público.

El tratamiento de la enfermedad de Peyronie es efectivo e incluye inyecciones con o sin dispositivos de tracción del pene y/o procedimientos quirúrgicos. Cuando la enfermedad de Peyronie se presenta con disfunción eréctil, el tratamiento es una prótesis de pene.

Me di cuenta de que mi vida con el Doctor me había hecho parte de la vida de los demás del modo más íntimo. No me apunte para esto. Sólo quería ser una esposa y madre increíble, no la asistente del entrenador del "equipo peneano". Este papel de esposa del Doctor estaba sacando mucho de mí en formas que nunca podría haber imaginado. Tuve que confiar en mi capacidad para usar la discreción y la amabilidad en cada crisis de urología que aparecía en mi teléfono, en mi mesa, en la escuela de mis hijos, en la tienda de comestibles, en el spa, en el campo de golf o en el aeropuerto.

Después de escuchar tantas personas y sus problemas urológicos en cada edad y etapa, sabía que estaba en algo que realmente era importante para la gente. La urología y la calidad de vida son sinónimos uno del otro. Esta es una de las razones por las que decidí escribir este libro. Todo el mundo puede relacionarse de alguna manera con todo lo que tenga que ver con las partes de abajo. También me di cuenta de que era sólo cuestión de tiempo para que me tocara a mí.

16

SEÑORAS, ES SU TURNO

El Doctor se especializa en la reconstrucción pélvica femenina

¡Primero lo primero! Aprendamos la diferencia entre tu urólogo y tu ginecólogo y qué diablos hace un uroginecólogo. Vas a necesitar entender esta información así como entiendes tu lengua materna. Un urólogo se ocupa de todo lo que tiene que ver con la orina. En el caso de las mujeres, esto incluye los riñones, la vejiga, el uréter y la uretra. Un ginecólogo se ocupa de los órganos reproductivos, que incluyen los ovarios, el útero, las trompas de falopio, el cuello del útero y la vagina. A menudo, los ginecólogos y los urólogos realizan las cirugías juntos y las "ceden" cuando han entrado en el territorio de la especialidad de los otros médicos. Un uroginecólogo y un urólogo reconstructor de medicina pélvica femenina están capacitados para manejar ambos conjuntos de órganos. Se especializan en Medicina Pélvica Femenina y Cirugía Reconstructiva. Esto se considera una subespecialidad de la Urología y la Ginecología y se centra en el cuidado de las mujeres con problemas en el suelo pélvico.

Los uroginecólogos y los urólogos reconstructores del suelo pélvico femenino han pasado por un extenso entrenamiento adicional después de completar su residencia para especializarse en el diagnóstico y el manejo de los trastornos pélvicos femeninos, que pueden incluir incontinencia, prolapso de órganos pélvicos, dolor pélvico y vejiga hiperactiva. Al parecer, los uroginecólogos y los urólogos reconstructores del suelo pélvico femenino no son tan frecuentes como los urólogos y los ginecólogos, así que haz lo que tengas que hacer para encontrar uno.

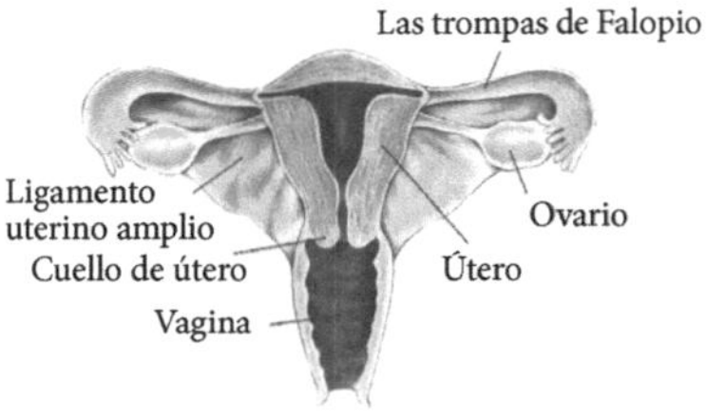

EXPERIENCIA DEL GINECÓLOGO
Referencia: http://www.aboutcancer.com/gyn_cancer1_normal.htm

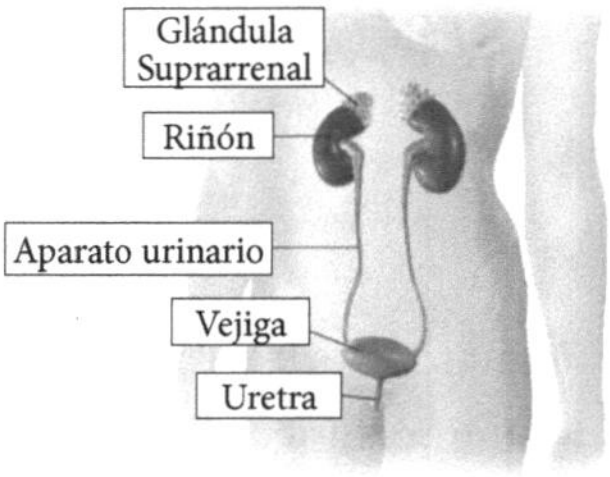

EXPERIENCIA DEL URÓLOGO
Referencia: https://www.mountnittany.org/articles/healthsheets/318

Uroginecólogo y Urólogo Reconstructor de la Pelvis Femenina
HACEN AMBAS COSAS

Entonces, ¿qué diablos tendría que decirnos el Doctor a nosotras, señoras? Cuando conocí a mi esposo, no tenía idea de lo que hacía, aparte de trabajar en el ejército. En nuestra segunda cita en Starbucks, le pregunté qué hacía. Me dijo que era urólogo. Le pregunté: "¿Qué es un urólogo?" Me dio la descripción más técnica y anatómica que había escuchado en mi vida, donde incluso utilizó palabras como uréter, próstata, suelo pélvico e incontinencia. Para resumir, dijo que trataba todo lo que tuviera que ver con la orina. Por un momento mientras trataba de digerir lo que acababa de oír, pensé y, en mi mente, determiné que era un fontanero. Me dijo que nunca le habían llamado fontanero, pero que eso era esencialmente lo que arreglaba. "Es oficial, eres un fontanero", le dije. Desde ese día, cuando alguien me ha preguntado a qué se dedica mi esposo, simplemente digo que es un fontanero. Hago esto por dos razones. Una, no importa lo que haga, y dos, estar casada con un urólogo es embarazoso para mí personalmente ya que no tengo interés en discutir abiertamente sobre penes y vaginas.

Con el paso de los años, estando casada con mi "fontanero", he escuchado cada llamada telefónica en medio de la noche cuando estaba de guardia e incluso cuando no lo estaba. Nuestros dos teléfonos suenan varias veces al día por parte de personas que necesitan un fontanero. Como el tema es tan desconocido para casi todo el mundo, e increíblemente vergonzoso, la esposa es a menudo la exploradora en una misión para averiguar cómo arreglar los problemas de tuberías de la pareja. Estas misiones de exploración son para la fontanería femenina al menos la mitad de las veces.

El Doctor me ha dicho que al menos el 60% de sus consultas son para tratar mujeres. Pueden imaginar mi sorpresa la primera vez que escuché esto. Cuando supe que trataba mujeres, le dije: "Creí que eras urólogo". Él confirmó que lo era. Entonces fui lo suficientemente tonta como para preguntarle "¿Qué necesitan las mujeres de un urólogo?" Mi esposo tenía una gran sonrisa tonta en su cara, como si le hubiera entregado el micrófono y estuviera a punto de salir al escenario. Ahora iba a poder orquestar una declaración sobre la parte favorita de su especialidad sin límites ni reglas, porque yo había hecho la pregunta. Entré en pánico cuando me di cuenta de mi error y busqué algo con qué jugar para tratar de ocultar mi pudor durante otra conferencia sobre el cuerpo humano. La peor parte de su conferencia fue que iba a escuchar la palabra vagina varias veces y eso tenía todo que ver conmigo y con mis tuberías.

17

PÉRDIDAS: DESDE PEQUEÑAS GOTAS HASTA EL RÍO NILO

No lo abandones por cuestiones de esfuerzo

La primera razón por la que una mujer puede ir a la oficina de un urólogo suele ser debido a una manifestación significativa de incontinencia, o una simple pérdida en sus pantalones. Todo este tiempo, ni siquiera sabía que las mujeres perdían. Mierda, la vejez estaba empezando a asustarme. Ahora toda mujer sabe que unas pocas gotas no son suficientes para arrastrarla al estudio de una entidad desconocida llamada urólogo o como demonios se llame. Es bastante traumático pensar que otra persona buscará allí algo que no esté relacionado con el nacimiento de un bebé o con los problemas para tenerlo. Ese era todo el conocimiento que tenía al principio de mi matrimonio con el Doctor. Realmente no tenía ningún interés en el funcionamiento del cuerpo humano en calidad de mujer joven.

Sin embargo, estar con el Doctor durante tantos años me ha enseñado que hay una gran variedad de situaciones que agravan la incontinencia y afectan el estilo de vida de una mujer. Debido a la incontinencia, una mujer pasará literalmente el día planeando dónde está el baño, donde quiera que vaya, por si se le ocurre. Recuerda, llamamos a esta fase "mapeo del baño" en el capítulo sobre la incontinencia masculina. No sólo es desesperante, sino que ya no vale la pena salir y hacer las cosas que te gustan.

Una mujer puede sufrir de incontinencia por lo que se ve obligada a usar demasiados tampones o incluso tener que cambiarse de ropa porque se mojan debido a las pérdidas. También teme que se perciba el olor de la orina o que se le escape en cualquier momento debido a la risa, los estornudos o la tos. La mujer también puede verse obligada a interrumpir ciertas actividades, como la actividad física y la gimnasia, debido a las pérdidas de tensión.

Las mujeres jóvenes no están excluidas cuando se trata de la incontinencia. La principal razón por la que buscan un urólogo es que tienen pérdidas de orina durante el sexo. A menudo ocurre durante años y al principio puede ser incluso una pequeña cantidad. Con el tiempo, comienza a interferir con el sexo, y cuando se alcanza un orgasmo, hay mucho más de lo que se quiere reconocer. El empeoramiento de la incontinencia es lo que impulsa a las mujeres más jóvenes a buscar ayuda.

A lo largo de los años he tomado notas mentales en secreto mientras escuchaba al Doctor al teléfono con el hospital, las enfermeras o su personal. Varias veces tuve que salir de la habitación porque ya no quería saber cómo mi cuerpo se desmoronaría lentamente a lo largo de los años.

Pero hablemos del avance de la edad, es una gran forma de cambiar de tema y hablar de la principal razón por la cual las mujeres tienen que visitar a un hombre como mi marido: estamos hablando de prolapso pélvico. Este término al principio era como si tratara de entender un idioma extranjero que nunca había oído antes. Suena como un término muy complicado y sin embargo, en el fondo, sabía que mi marido estaba hablando de mi cuerpo. Estaba casi demasiado asustada, pero como parece que nunca aprendo, pregunté: "¿Qué demonios es esto?"

El fontanero lo describió como una desalineación total de diferentes partes del cuerpo, como si estuvieran colgando de un hilo. Bueno, eso es exactamente lo que entendí incluso cuando intentaban explicarme las cosas a través del lenguaje médico. Me imaginé que no tendría la menor idea de qué hacer cuando fuera mi turno. Este problema por sí solo, me ayudó a entender el valor que tiene mi marido como hombre, fontanero y constructor.

Por supuesto, el prolapso pélvico es un problema al que se enfrentan muchas mujeres en algún momento de su vida. Puede ocurrir entre los 30 y los 80 años, dependiendo de muchos factores como la edad, la salud, el número de embarazos y el tipo de parto, la obesidad y el buen ADN antiguo. El prolapso pélvico puede ocurrir cuando los tejidos y músculos localizados allí abajo básicamente exhaustan la habilidad de mantener el útero, la vejiga o incluso el recto adentro. Para aquellos de Ustedes que han tenido bebés, saben exactamente de qué diablos estoy hablando. Esta es la parte que no me imaginaba en absoluto: el músculo pélvico puede debilitarse tanto que los órganos internos pueden salir de la vagina. Sí, has oído bien. ¡Houston, tenemos un problema!

18

PROLAPSO PÉLVICO – ¿AÚN QUIERES TENER SEXO?

Los desafíos son oportunidades para seguir intentándolo

El prolapso pélvico es un vocablo que muy pocas personas han escuchado. La primera vez que escuchó a mi marido hablar de ello, me dijo que tenía que ver con uno de los casos más graves de prolapso pélvico que había visto nunca. Inmediatamente sentí curiosidad por saber de qué diablos estaba hablando y, una vez más, tuve que hacer una pregunta de urología para que mi marido se iluminara como un árbol de Navidad. Para él, las preguntas urológicas son comparables a los juegos preliminares con su ardiente esposa en una calurosa cita de los viernes por la noche.

Me estimuló mi curiosidad, pero también estaba completamente aterrorizada porque aprendería algo que podría sucederme. Sabía que mi marido me lo explicaría como si fuera una paciente en la mesa de operaciones y sería como ver a un médico cosiéndome un dedo.

Empezó describiendo exactamente el suelo pélvico. Para que quede claro, no estamos hablando de una pista de baile donde vas a mostrar tu ombligo. El suelo pélvico está formado por músculos y tejido situados justo debajo de la vejiga. Sí, ese es otro elemento que está "ahí arriba". Estos actúan como la Gran Muralla China para tu útero y tu vejiga mientras tienes sexo.

El suelo pélvico actúa como una cuna para el útero y la vejiga, de modo que ambos no se hundan en la vagina sin que su vida interfiera con los problemas de orina. Si esto sucediera, imagina cómo se doblarían los canales, retorciéndose de tal manera que sería casi imposible orinar sin hacer acrobacias en el sanitario. Sólo las mujeres con prolapso pélvico se reirán de la imagen de un "acróbata de váter".

El prolapso pélvico ocurre cuando los tejidos se debilitan, estirándose más que un elástico gastado. Este concepto de que el suelo pélvico se debilita o deteriora, sin poder sostener la vejiga y otras cosas cercanas, no es un misterio cuando se compara con un elástico demasiado usado: se ha estirado durante años alrededor de una pila de hojas y ya no puede mantenerla unida. Así es como funciona el tejido del suelo pélvico (para muchas mujeres). El parto ciertamente no ayuda, ya que se extiende de tal manera que ni hombres ni mujeres pueden imaginarlo.

Ahora que sabes cómo el tejido del suelo pélvico puede estirarse y debilitarse, ¿dónde se encuentra este músculo? Está unido por el coxis que se extiende, en la parte posterior, al hueso pélvico anterior. Es básicamente similar al interior de un pañal de bebé o una hamaca. Me gusta más la segunda descripción. El tejido del suelo pélvico es increíblemente delicado, pero altamente funcional. Es por eso que Usted querrá SOLAMENTE un urólogo reconstructivo de confianza, o uroginecólogo, para realizar cualquier tipo de intervención quirúrgica en esta área.

Se necesitan años de entrenamiento específico para corregir las condiciones de prolapso e incontinencia. El tejido o músculo del suelo pélvico es esencialmente la barrera de órganos del otro lado. Cuando se debilita o falla, se enfrenta a una situación crítica que altera el estilo de vida. Es un sistema muy preciso que permite que la orina salga correctamente. Para las damas, no olviden que su útero también está ahí arriba, y todos sabemos lo que sale de ahí cada mes si aún no ha alcanzado la menopausia. Esa bolsita mágica que contiene vida, necesita una forma apropiada de drenarse y renovarse, y ha sido instalada perfectamente para hacer un gran trabajo. Es algo increíble hasta que cae en tu vagina. No dejes que tu ginecólogo te diga que puede arreglarlo. Probablemente sólo quieren tu dinero en lugar de tu bienestar, y ahora estás lo suficientemente educado para reconocer la diferencia.

El término exacto para describir el momento en que el útero o posiblemente la vejiga cae en la vagina se llama técnicamente Prolapso de Órganos Pélvicos (POP). Después de aprender esto de mi marido, me dijo que incluso en los peores casos, el útero o la vejiga prolapsados pueden ser visibles cuando se mira hacia arriba o cuando caen directamente hacia abajo a través de la boca de la vagina.

Este pensamiento de que el útero o incluso la vejiga cayera por la vagina me volvía absolutamente loca. Por supuesto, estamos hablando del suelo pélvico, que es la vida que tengo ahora, casada con el Doctor. Después de algún tiempo y habiendo tenido algunos años para asimilar este aterrador ejemplo de gravedad, mientras intentaba regodearme en un estado de negación, me encontré con una de las asistentes de mi marido en la ciudad.

Empezamos a hablar de mi libro, y cuando mencioné que iba a escribir sobre el tema del prolapso pélvico, sonrió educadamente y dijo: "¡oh, este va a ser un muy buen capítulo!" En ese preciso momento, vi una puerta abierta delante de mí, para aprender más de esta fantástica chica que había operado, en primera línea, penes y vaginas junto a mi marido durante 15 años.

Así que continué explorando el tema y haciendo la verdadera pregunta que a cada persona le gustaría hacer. ¿Cómo diablos puede una mujer caminar si su útero y/o vejiga cuelgan entre sus piernas? Si es como caminar con una bola llena de agua entre las piernas, ¿cómo demonios evitas que ella corra? Mi mente tuvo la visión más aterradora porque me di cuenta de que esto le pasa a muchas mujeres, y resulta que soy parte de ellas.

La asistente fue una gran fuente de información directa y me explicó que los de la clínica de prolapso pélvico llevaban vaqueros muy ajustados. Esos jeans fueron evidentemente usados por una razón. Me detuve a pensar en eso durante mucho tiempo. Inmediatamente me sentí fatal por todas esas veces que había juzgado a mujeres con vaqueros tan ajustados; podías tocar la batería en sus traseros y probablemente obtenías un gran sonido de retorno. Me di cuenta de que mi juicio era muy inútil y grosero. ¿Quién sabía que los vaqueros ajustados se consideraban ahora como un dispositivo médico? Dado mi nuevo conocimiento, me di cuenta de que tendré que enfrentar mi karma por esos juicios, que me parecieron simplemente divertidos, pero en realidad crueles. Entonces, escuché otra de las conferencias de mi marido sobre la seriedad de todo lo relacionado con la urología.

Según la asistente, unos vaqueros ajustados sujetan el útero y/o la vejiga dentro de la vagina para que la paciente no tenga que caminar con un "globo de agua" entre sus piernas, delante de todos los demás pacientes, para llegar a la sala de examen. Cuando llegas allí, al quitarse los pantalones, se produce un verdadero revuelo porque los órganos se deslizan de repente fuera de la vagina; la orina se escapa y los órganos "voladores" recuperan su libertad, balanceándose de nuevo entre las piernas del paciente. Mientras mi mente se esfuerza por entender lo que la asistente me explica, he comparado prácticamente los órganos femeninos en caída libre con la experiencia más parecida a la de un hombre con testículos. Ahora mismo, estoy tan feliz de ser mujer y no tener que lidiar con el pensamiento de los testículos - viviendo con el útero y la vejiga entre mis piernas.

Mientras continuaba explicando el prolapso pélvico con gran detalle, compartió conmigo la historia de su primera paciente de prolapso pélvico, que había venido para un examen porque no conseguía orinar. El Doctor le dijo a su asistente que le insertara un catéter a la paciente y le vaciara la vejiga. La paciente sufría claramente de una mala alineación de las tuberías, lo que había causado que su vejiga se llenara hasta tal punto que necesitaba la intervención de un urólogo. Esta no fue la primera vez que esta paciente fue cateterizada durante su condición de prolapso.

El Doctor salió de la sala de examen y la dejó hacer el trabajo. La inserción de un catéter es una de las primeras cosas que un médico aprende durante la formación y se considera un procedimiento muy sencillo. Cuando empezó, segura de que sabía exactamente dónde estaba la uretra, que es el orificio para orinar, extrañamente no pudo encontrarlo porque su útero estaba fuera de su vagina y bloqueaba su vista.

Se puso al final de la mesa de examen, y empezó a revisar el historial porque no sabía qué hacer y no quería que el paciente se diera cuenta. Después de unos 15 minutos de ficción, con el catéter en la mano, tuvo que salir de la habitación y llamar al médico. Así que el Doctor volvió a la oficina, se puso un par de guantes y simplemente empujó el útero hacia arriba, adentro de la mujer. La asistente estaba tan asustada por esta experiencia que se dijo a sí misma que nunca tendría hijos. ¡De hecho, lo fue! Después de esto, se convirtió en una verdadera profesional en empujar el útero y/o la vejiga en su lugar y terminó entrenando a los otros asistentes en cómo proceder correctamente.

Pensé en ella y en la formación de todos los demás asistentes para aprender a devolver los órganos a su lugar original, así que me pregunté cuántos pacientes acudieron a ellos por un prolapso pélvico. Ella respondió simplemente diciendo, "MUCHO". Pensé entonces que nuestro pequeño pueblo está lleno de mujeres con prolapso pélvico, todas usando jeans ajustados pero con un solo doctor que sabe como arreglarlos. Esta es la parte del libro en la cual, si está pensando en ser médico, debería considerar la posibilidad de convertirse en urólogo especializado en la reconstrucción pélvica. Había una verdadera disciplina para esta actividad llamada Diplomát, Medicina y Cirugía Reconstructiva Pélvica Femenina. Si necesitas esta operación y vives en América, por favor encuentra al doctor con esta certificación.

Según el Doctor, este tipo de cirugía se realiza en tejidos extremadamente delicados, pero si se hace, por primera vez, por el médico adecuado, se obtiene una muy buena posibilidad de acercarse a la función normal. Esto depende generalmente de su situación específica. En cualquier caso, definitivamente volverás a tu estilo de vida, y podrás tirar los vaqueros de cuero por la ventana.

Mi madre tuvo que ser operada de la misma manera, ya que dió a luz a ocho niños. Vivió con incontinencia durante casi 40 años. Después de la operación, se preguntó por qué no se había operado 40 años atrás. Recuerdo que cuando dimos la vuelta a la ciudad, tuvimos que hacer el camino calculando la siguiente parada en el baño. Nunca entendió exactamente cuál era el problema y pensé que mi madre bebía demasiada agua y café. En realidad se enfrentaba al mismo problema que casi todas las mujeres en edad fértil tienen que afrontar tarde o temprano.

Teniendo en cuenta que hay casi 7.000 millones de personas en el planeta, y que cerca de la mitad de ellas son mujeres, hace que uno se pregunte por qué no hablamos de este tema más de lo que lo hagamos. Ni siquiera he entrado en la conversación sobre las fístulas, el lugar de donde sale la orina después de haber sido producida. El punto aquí es que un simple viaje a un urólogo que se especializa en reconstrucción pélvica puede ser un billete de lotería para una buena salud urológica. Recuerde que hay diferentes tipos de urólogos que tienen diferentes áreas de especialización. Después de escribir esto, si creía que estaba casada con un fontanero, ahora creo que tengo un marido carpintero.

Así que hablemos del sexo y del prolapso pélvico. Hay muchas mujeres que todavía tienen sexo con su pareja mientras soportan esta horrible condición. Hemos aprendido que los órganos pueden ser simplemente empujados hacia arriba, en su lugar, cuando sea necesario. El sexo es posible, pero lo más probable es que no sea agradable. Si empiezas a tener dolor cuando tienes relaciones sexuales, significa que es hora de visitar a un urólogo o uroginecólogo. Pueden determinar qué tipo de tratamiento es el mejor para usted. Los factores que pueden conducir al prolapso pueden ser desde el levantamiento de pesas, la obesidad y el estreñimiento hasta la tos, los estornudos y la risa excesiva. No olvidemos la vieja historia de la deficiencia de estrógeno. A medida que estos niveles bajan y los tejidos se adelgazan, el proceso de envejecimiento comienza y la gravedad toma el control. Todo empieza a ir hacia el sur, aunque nos guste o no.

Además de las hormonas y la cirugía, la terapia del comportamiento podría ser una opción. Imagina mi sorpresa cuando descubrí que se puede hacer por allí también. Mi imaginación comenzó con varias imágenes de mi vagina levantando pesas para la natación sincronizada. Fantaseaba con todo tipo de actividades que fortalecieran el músculo del suelo pélvico.

Esto me recuerda la historia de otra amiga mía, que se confió a mí. Todo el mundo sabe que estoy casada con el Doctor especializado en vaginas. Estaba hablando por teléfono con un amiga de la infancia sobre la incontinencia. Me confesó que tenía en mente un remedio que ayudaría a prevenirlo. Así que me pidió que le presentara su idea a mi marido, para ver si era una buena solución.

Empecé a escucharla con gran curiosidad. Me dijo que durante sus caminatas de 8 kilómetros, todos los días subiendo y bajando las colinas de Seattle, había tratado de insertar bolas de Ben Wa en su vulva. Me explicó que su objetivo era mantenerlas ahí arriba durante todo el paseo. Mientras me decía esto, me preguntaba, entre él y yo, si se detendría en algún lugar de la colina para quitar las bolas si se habían vuelto demasiado pesadas. La imagen de esta bella mujer bajando sus leggins, para sacarlas, y el alivio que se desprendía de ellas, era como ver un sketch cómico, que no olvidaré pronto. La primera pregunta que le hice fue cuántas pelotas podía mantener ahí arriba. Es la única manera de aclarar si estamos hablando de una cueva o de una caverna. Mi querida amiga dijo que sólo usó dos bolas, lo que me alivió un poco. Le prometí que tan pronto como mi marido llegara a casa del trabajo, le haría esta pregunta tan importante.

Cuando el Doctor llegó a casa después de un largo día de trabajo, fui lo suficientemente inteligente como para dejarlo relajarse y comer antes de discutir cualquier cosa. Después de cenar, me acerqué a él, con cierta inseguridad, y le dije que una querida amiga mía me había llamado con una pregunta urológica para decírselo. Como siempre, estaba feliz de escuchar su tema favorito.

Le expliqué cómo mi amiga usaba sus bolas Ben Wa durante los paseos. Su primera pregunta fue: "¿Qué son las bolas de Ben Wa?" Me sorprendió saber que mi marido no conocía estas pequeñas gemas y comenzó a describirlas como bolas de acero, que encajan en la vagina, del tamaño de una pelota de ping pong. También tienen diferentes colores, pero ese no era el punto. Le dije que había empezado a ponerlas en la vagina, sosteniéndolas mientras caminaba y le pregunté si esto tenía algún beneficio urológico, para fortalecer el suelo pélvico. Me sorprendió de nuevo al saber que a menos que las bolas fueran sostenidas en su lugar usando esos músculos, el ejercicio sería inútil.

El Doctor me explicó que cuando examina a una mujer y le mete los dedos en la vagina, pidiéndole que empuje, la mayoría de las veces no encuentra ninguna reacción. Probablemente, la mayoría de las mujeres, a este pedido, contraen los músculos del trasero o el vientre, dejando la vagina inerte. El siguió informándome: a menos que la paciente aprenda a identificar los músculos vaginales, comprimiéndolos así, no obtendrá ningún beneficio en el fortalecimiento del suelo pélvico. Imagina el asombro de saber que una mujer no puede comprimir la vagina cuando se lo pide. Toda mujer está segura de apretar algo ahí abajo y se sorprenderá tanto como yo al ver que sólo funciona si contrae la parte correcta. Si crees que lo llevas puesto, intenta usar tus dedos ahí arriba para ver si puedes apretarlo sin usar los músculos del vientre o de las nalgas. Esta puede ser otra pista que hace necesario hacer una cita con su urólogo.

19

FALTA DE DESEO – ¿DÓNDE DIABLOS ESTÁ MI VINO?

Intentarlo es valiente

En este punto, damas, estoy segura de que la mayoría de Ustedes saben qué hacer, así que me gustaría empezar compartiendo la razón principal por la que una mujer debe buscar a mi marido, el urólogo o "fontanero". Parece que una razón común por la que una mujer debe recurrir a un urólogo y no a un ginecólogo, a menos que sea un uroginecólogo, se debe a la "falta de deseo".

Para decirlo más directamente, no tienes interés en ninguna forma de sexo, lo que para tí parece un compromiso demasiado grande para algo que no te da nada a cambio. Es sólo otra persona que te pide algo más. Todo este tiempo, pensaste que no podías hacer todo para todos. Aparentemente, esta falta de deseo no es sólo causada por el cansancio o por haber bebido demasiado vino (aunque, en mi opinión, nunca hay suficiente). La falta de deseo es a menudo un problema hormonal que debe ser tratado, controlado y regulado por su urólogo. Raramente puede ser un problema anatómico, lo que requiere un experto como mi marido, el Doctor, que puede examinar al paciente y solucionar el problema. Añade a la mezcla que cada mujer es realmente única en sus deseos sexuales y finalmente añade que se trata de cómo se "siente". El estado de ánimo de una mujer es de hecho un tema complicado y central para su sexualidad. La mayoría de las mujeres lo entienden por sí mismas, pero pueden tener dificultades para comunicárselo a su pareja. Simplemente debes tratar de concederte el permiso para explorar esta otra dimensión de tu sexualidad; te ayudará a entender el camino hacia el buen sexo y la satisfacción profunda.

Siendo la esposa del "fontanero", siempre me pregunto por qué no puedo ir al ginecólogo para que me arregle las hormonas, o mejor aún, para que me las corrija. En este punto, el fontanero debe llamarse "fontanero" por la simple razón de que las mujeres no se identifican por tener o no tener una polla. Todas las mujeres, de hecho, se reconocen con problemas de "fontanería" que a menudo tienen que ver con la orina y el sexo.

Sabemos cuando hay un problema con las tuberías de ahí abajo y sentimos que algo podría estar mal. Es un mundo tan complejo que es difícil saber por dónde empezar. Mi marido, el fontanero, me informa a menudo de las diferentes razones por las que debo ir a un urólogo como él. La razón número uno es que un urólogo está específicamente entrenado para tratar a los pacientes con falta de deseo y esto puede tener potencialmente varias causas de fondo. Cualquier cosa que pueda involucrar la anatomía, incluyendo la psicología, las hormonas... ¡¿Quién lo sabía?!

Así como la falta de deseo es un ejemplo de disfunción sexual, un urólogo también se ocupa específicamente de eso. Sí, este es un problema certificable y los médicos como mi marido tienen una formación específica en medicina sexual. Vaya, todos los meses recibo por correo una revista llamada "Sociedad de Medicina Sexual"; el día que llega, mi cartero siempre me la entrega personalmente con una gran sonrisa en sus labios. No sé si es sólo amabilidad o una necesidad secreta de encontrar mi marido para un consejo personal, pero admito que me río cuando el cartero toca la campana para entregar la revista mensual.

Un urólogo es muy diferente de un ginecólogo/obstetra, que se especializa en ayudarle a criar a sus hijos y a darlos a luz. El ginecólogo es también el médico que te ayuda a creer que puedes pasar con éxito por todo el proceso. El urólogo, en cambio, se ocupa de la medicina sexual y de todas las partes móviles que la hacen posible, que son superiores a las que un ginecólogo está capacitado para conocer. Si quieres más información sobre todas las partes urológicas contras las ginecológicas, hay un libro de texto médico llamado "Urología de Campbell". Este es el libro que enseñó a mi marido todo lo que inicialmente aprendió sobre urología.

Mi querida amiga Bárbara fue una de las ilustradoras de ese libro, lo que hace que mi mundo sea muy pequeño pero bastante divertido. También será muy interesante ver todas sus ilustraciones. Felicidades a ti, Barbara. ¡Has hecho un trabajo realmente increíble! El libro fue rebautizado como "Urología Campbell-Walsh" y se puede encontrar por Internet. Responderá a cualquier pregunta sobre urología y su propio urólogo de confianza estará impresionado de que esté familiarizado con este texto.

El tema no declarado de la disfunción sexual femenina no es un tema que preocupe mucho a las mujeres. No es como los hombres, que a menudo parecen estar drogados con testosterona y listos para la acción cada minuto del día. Conocemos hombres que son así y nos preguntamos qué demonios les pasa y los acusamos de tener siempre un pensamiento fijo en su cabeza.

La cuestión de la disfunción sexual suele faltar en la comunidad femenina. Una mujer a menudo se siente demasiado agotada para ocuparse de algo, o simplemente cree que ya no está enamorada o siente atracción por su hombre. En algunos casos raros, una mujer puede dejar de estar enamorada de su pareja debido a problemas como la adicción a las drogas, la obesidad, el noviazgo con otras mujeres, o por estar ausente todo el tiempo. Aparte de estas excepciones, la disfunción sexual es una condición que a menudo se pierde, o peor aún, nunca se identifica y se trata adecuadamente. La disfunción sexual femenina tiene una serie de criterios muy específicos que facilitan su identificación. Una vez que haya verificado si sufre de disfunción sexual, ¡ya sabe que puede ser tratada!

La razón por la que este tema es más importante que el sexo por si mismo, es que un estilo de vida sexual saludable es una parte fundamental para crear una relación de pareja fuerte y juega un papel importante en la salud y la felicidad en general. Hay muchos estudios que demuestran los beneficios de un estilo de vida sexual saludable. El sexo aporta equilibrio a la vida y es algo tan natural como los pájaros y las abejas. También es algo especial para experimentar y disfrutar. Este elemento de la vida hace toda la diferencia en su bienestar general; de ahí el estudio de la medicina sexual. El sexo es una medicina.

Tuve una muy buena amiga que se casó con un muy buen chico. Estaba loco por ella y al revés. Finalmente tuvieron dos hijos en sólo tres años. Alrededor de un año después de tener el segundo bebé, la relación comenzó a ponerse increíblemente tensa. Uno pensaría que era sólo el estrés relacionado con los dos niños pequeños, pero había más que eso. La falta de deseo sexual se había apropiado de ella.

Al principio pensó que estaba agotada por la maternidad y el trabajo. Es un papel increíblemente extenuante. Añade a eso un marido ausente y una vida sexual combinada con una falta de dinero en el banco y podrías pensar que era sólo un problema temporal. Sin embargo, resultó que sus hormonas estaban fuera de control, sin su conocimiento. Estaba convencida de que estaba cansada y simplemente no le interesaba el sexo. Esto no era un gran problema para ella, pero lo era para su marido. Con el tiempo, sin embargo, el tema fue más allá del matrimonio y las peleas comenzaron a intensificarse junto con la responsabilidad por el trabajo y los hijos.

En el matrimonio ya no había sexo para liberar la mente, relajar el cuerpo y mantener vivo el matrimonio. Ambos eran simplemente infelices y no entendían que la falta de deseo de la esposa era un problema médico y no sólo un problema de desgaste psicofísico. La falta de deseo había ganado todo y me siento triste pensando que terminaron divorciándose cuando sus hijos tenían sólo tres y cuatro años. Este divorcio fue, muy probablemente, el resultado de una disfunción sexual no diagnosticada. El ginecólogo no lo notó, la esposa y tampoco el marido.

Mi amiga nunca había oído nada sobre la existencia de un urólogo, y mucho menos sobre la disfunción sexual. Estaba demasiado cansada y desinteresada para considerar que había una ayuda para recuperar su vida sexual y crear un equilibrio entre el matrimonio y la familia. Años más tarde, se enfrentó a su problema hormonal a la temprana edad de 40 años, dándose cuenta de que probablemente la causa principal de su divorcio había sido en realidad un problema médico.

Echemos un vistazo a algunos de los elementos de la lista de disfunciones sexuales y veamos si sufres de alguna de ellas.

La primera y más obvia identificación es cuando tener sexo duele como el infierno, sin importar el ángulo en el que lo pongas. Parece que cuanto más intentas buscar el ángulo correcto, más difícil es encontrarlo, y seguramente acabará doliendo aún más. La buena noticia es que no estás loco. El sexo ya no funciona precisamente debido a los posibles cambios físicos y psicológicos en su cuerpo a lo largo de los años. En esta condición, muchas mujeres llegan a decidir que el sexo no es necesario y ciertamente ya no vale la pena. Y aquí es donde los problemas de relación comienzan a surgir; el alto nivel de incomodidad, combinado con las demandas físicas y emocionales de la pareja, crea un nivel de estrés que probablemente podría competir con cualquier reactor nuclear del planeta.

El segundo punto de la lista es el bajo nivel de excitación. Casi seguro, para usted no será nada nuevo, la absoluta falta de interés en algo de naturaleza sexual. Probablemente en el pasado podrías haber dicho que si dejabas de tener sexo siempre habría sido demasiado pronto. Ahora mismo te estás riendo a lo grande porque o lo has dicho tú o lo han dicho tus amigos. Tener un nivel tan bajo de excitación no parecerá completamente fuera de lo común, ni probablemente se ha dado cuenta de que es parte de la disfunción sexual. Vaya, follar una vez al mes es más que suficiente, ¿no? Te aliviará saber que la mayoría de las mujeres han experimentado un bajo nivel de excitación en algún momento de sus vidas.

Si quieres confirmar que puedes sufrir un bajo nivel de excitación, simplemente prueba una variedad de artículos para tratar de excitarte. Hay muchas opciones para elegir y a todos les gusta experimentar algo diferente. Podrías ir directo al asunto y ver algo pornográfico con tu pareja en la privacidad de tu nido de amor. O puedes intentar divertirte haciendo un pequeño experimento para ver si puedes excitarte imaginando algo sexy. Si quieres intentarlo solo, prueba el sexy calendario de los bomberos o mira al actor semidesnudo caminando en el set de cada telenovela de la TV. Tal vez te gustan los soldados en acción como yo, o tal vez eres más un mirón y te gusta relajarte en una piscina de un hotel de lujo en Las Vegas, donde las posibilidades de ver algo delicioso que te haga mojar son muy altas; no, esta vez no estoy hablando de orinarte...

A estas alturas, probablemente ya tengas una visión completa de lo que te gusta ver y tal vez recuerdes cómo era sentirse emocionado viendo algo emocionante. Sí, esto se llama excitación y es la magia que se crea en tu cerebro que todo lo demás en tu cuerpo seguirá. La ciencia nos ha demostrado que el 99% de un orgasmo comienza en el cerebro y termina en el mejor lugar de la tierra, en lo profundo del cuerpo, haciendo casi imposible explicar dónde y cuándo sucede. Es simplemente fantástico y la mejor parte es que cuando terminas, un orgasmo es como un gran entrenamiento y un tratamiento facial de primera clase. Con toda esa sangre palpitando en tu cuerpo, no es de extrañar que te sientas 10 años más joven. No hay ninguna bebida saludable en el planeta que pueda competir con el orgasmo milagroso.

El principal problema de la disfunción sexual es la incapacidad de alcanzar el orgasmo. ¿Recuerdas de qué estoy hablando? Sólo hay que referirse al último párrafo para reavivar esos deseos tan arraigados. Si todavía no sientes nada que se mueva dentro de ti, esta es una buena pista para ir a un urólogo que se especializa en disfunciones sexuales para que puedas disfrutar de un orgasmo de nuevo, lo cual es una parte muy importante para tener una vida sexual sana y es uno de los mayores regalos aquí en la tierra. Te lleva a un lugar de completa satisfacción sin preocuparte por cómo va el mundo. Te deja lúcido, feliz, contento y listo para enfrentarse a la vida.

Otra razón para ir al urólogo, es para descartar cualquier problema de salud potencial que pueda ser la causa principal de su disfunción sexual específica. De hecho, existen numerosos problemas físicos que pueden dificultar una vida sexual sana;

el más común es el desequilibrio hormonal. La mayoría de las mujeres se dan cuenta de que hay un cambio en el nivel hormonal que se produce principalmente después de la menopausia. Su problema puede ser, al final, bastante simple. Esas hormonas de las que te quejaste durante la fertilidad han jugado un papel mucho más importante que el simple hecho de criar hijos. Eran el néctar secreto para lograr el deseo sexual y el orgasmo.

Cuando el nivel de estrógeno de una mujer comienza a bajar por una razón de salud particular, esto reduce drásticamente la cantidad de buen flujo sanguíneo a las partes del cuerpo donde toda la magia ocurre. Si no hay un buen suministro de sangre allí, el tejido termina siendo menos receptivo y listo para la acción. También puede tener otro problema con los bajos niveles de estrógeno. La cueva mágica comienza a secarse, haciendo que cualquier cosa que se deslice por esas fantásticas paredes parezca una tortura. Los estrógenos son la hormona que mantiene el tejido vaginal regordete y húmedo y su falta lo hace muy desagradable y puede hacer que el sexo sea más doloroso.

Hay algunas mujeres que también pueden sufrir lo que se denomina el trastorno del deseo sexual hipoactivo. Es menos común y un poco más difícil de diagnosticar. Esto sucede cuando las mujeres tienen problemas en su vida sexual que no se pueden explicar. Un buen urólogo seguirá todos los protocolos estándar para tratar de diagnosticar la disfunción sexual. Sin embargo, después de probar las píldoras, las cremas, y después de extensas pruebas para descartar otros problemas de salud, la mujer puede seguir sufriendo de disfunción sexual. Esta es una situación extrema, pero ocurre.

La disfunción sexual en las mujeres es más común que en los hombres. ¿Cuál es el problema? Normalmente son las hormonas. Hay diferentes tipos de disfunciones sexuales como el dolor pélvico y la principal se refiere a la falta de deseo, que puede ser tanto una causa hormonal como afectar la forma en que una mujer "siente" el sexo.

¿Por qué ir a un urólogo en vez de a un ginecólogo? Porque los ginecólogos no están calificados para tratar la disfunción sexual. Así que, damas, busquen un urólogo profesional que les ayude a tratar todos estos temas.

¿Qué debes hacer entonces si tienes falta de deseo? Deja que tus hormonas mantengan vivo tu deseo sexual y todo tu cuerpo funcionará mejor, es decir... ¡mantente mojadas! Puede que no se dé cuenta de que hay un problema y ciertamente no es una conversación fácil de tener con su pareja. Las mujeres son complacientes y tratan de resolver las cosas por sí mismas. Despeja esta carga innecesaria y acude sin miedo a tu urólogo. No te olvides de reflexionar sobre tus sentimientos sobre el sexo y disfruta de la complejidad de tu naturaleza femenina usándola a tu favor, en el dormitorio con tu nueva receta de hormonas.

Ahora conoces los tres problemas urológicos más comunes entre las mujeres, que son: incontinencia, prolapso pélvico y falta de deseo. Cada una de estas condiciones sólo deben ser tratada por un urólogo o uroginecólogo reconstructor que esté al día en su formación y en su comprensión de los métodos más recientes y eficaces para cuidar de su salud urológica.

Hay excelentes soluciones para estos problemas para mejorar rápidamente su calidad de vida.

El Doctor dice que una mujer espera un promedio de cinco años para pedir ayuda a un urólogo. Las mujeres están acostumbradas a lidiar con el malestar y a menudo no encuentran tiempo para cuidarse apropiadamente hasta que se convierte en un desastre, como orinar durante un orgasmo. Tu calidad de vida está esperando que contactes con un urólogo.

20

COMPAÑÍAS DE CREMAS CORPORALES – ¡HIDRÁTENME ESTO!

Agiten esa varita mágica ahí abajo

El mercado global del cuidado de la piel es un negocio multimillonario y esto se debe a que la compañía cree que algunas arrugas de nuestra cara, cuello o manos pueden de alguna manera afectar negativamente la percepción de una persona sobre nuestra apariencia. También se cree que si compras la "mejor" línea de productos para el cuidado de la piel, todos los problemas de belleza relacionados con el envejecimiento se resolverán y tu juventud se preservará de alguna manera. La verdad es que su juventud no sólo afecta a la piel lisa y turgente de su cara, cuello o manos, sino también a su sistema reproductivo. Resulta que tu vagina necesita tanta hidratación y atención como tu cara, cuello y manos después de la menopausia. Sí, todos odiamos la palabra con "V". Pero merece tanta atención como tu cara.

En 2013, que parece ayer, la Sociedad Internacional para el Estudio de la Salud Sexual de la Mujer (ISSWSH) y la Sociedad Norteamericana de Menopausia (NAMS) se reunieron y decidieron actualizar la forma en que etiquetan los problemas genitales femeninos. Se han eliminado viejos términos como vaginitis atrófica y atrofia vulvo-vaginal. Esto se debe a que hemos aprendido que todas las partes del sistema reproductivo de una mujer deben ser incluidas en una conversación para que se logre una buena calidad de vida, incluso cuando se llega a la menopausia.

El nuevo término utilizado se llama Síndrome de Menopausia Genitourinaria (GSM). Si su médico no está familiarizado con este término, busque otro, porque significa que no está al día con todas las últimas investigaciones que se están realizando para mejorar la "fontanería" de una mujer y, al mismo tiempo, salvaguardar la calidad de vida durante la menopausia. Las investigaciones han demostrado que la administración de estrógenos en pequeñas cantidades, en muchas formas, son útiles para resolver los síntomas del GSM.

El término Terapia de Reemplazo Hormonal ya no debe considerarse en forma negativa. Hoy sabemos mucho más sobre esto. Con una supervisión adecuada y un médico con formación actualizada, entendemos que los beneficios de la sustitución hormonal superan ampliamente los riesgos que ahora se mitigan, sabiendo cómo supervisar adecuadamente a un paciente que la está siguiendo. Ya sea que se utilice el estrógeno sistémico, que se administra de diversas maneras, como una píldora, una inyección, un parche, un pellet o en forma de crema que se aplica sobre la piel, o se utilice el estrógeno local en la vagina, se puede hacer con seguridad bajo el cuidado de un médico. Los pacientes sólo tienen que acudir a sus citas programadas y seguir las instrucciones del médico que trabajará con usted para proporcionarle la forma más segura de estrógeno para su batalla personal con el GSM.

El tema de los GSM es a menudo subestimado y es poco debatido entre una mujer y su médico. Muchos de ellos creen que los síntomas del GSM son una parte natural del envejecimiento y la menopausia. ¡Eso es una mierda! Los médicos son los primeros en reevaluar la forma en que una mujer trata los problemas de calidad de vida con los síntomas del GSM. Parece que los médicos en general no son buenos para hacer este tipo de preguntas de investigación porque la terapia de reemplazo hormonal siempre se ha considerado negativa y porque la pérdida de orina y las molestias vaginales son un proceso normal de envejecimiento. Esto no es cierto y las encuestas lo confirman.

Dando luz al GSM y añadiendo un nuevo tratamiento específico a su cuidado de belleza diario, la calidad de vida puede ser mejorada si se añade otra crema a las partes bajas.

El tema del GSM nos lleva de vuelta a su rutina de cuidado de la piel. Si crees que el jabón, el agua y la crema facial son importantes, espera a que aprendas los beneficios de aplicar la crema allí también. Imagínese que la mitad superior de su cuerpo es hermosa, mientras que la mitad inferior está seca, irritada, con picor y a veces con mal olor, dándole la sensación de un cuidado frecuente y urgente. Tu mitad inferior puede ser ahora tan funcional y hermosa como tu mitad superior. Las mujeres que no buscan estos tratamientos simples y convenientes ya disponibles en el mercado difícilmente lograrán satisfacción sexual y una buena calidad de vida. Añada a esto el hecho de que también se enfrentará a cambios urinarios en el tracto genital inferior, lo cual es una primera alarma para las infecciones urinarias repetitivas; es la receta correcta para ser infeliz y dedicarse al baño más cercano, todos los días de su vida.

Entonces, ¿qué pasa cuando el GSM entra en la menopausia? En primer lugar, los síntomas que empiezan a aparecer no te ponen en peligro. Sin embargo, tienen un impacto directo en la calidad de la vida cotidiana y han sido descritas por las mujeres afectadas como una condición crónica que altera su estilo de vida. El estrógeno que circula por todo el cuerpo de una mujer joven, todos los días antes de la menopausia, es lo que mantiene las paredes vaginales y el tracto urinario lubricado y listo para responder a la necesidad de orinar, ayudando a tener esa única sensación placentera durante el sexo.

Puesto que el estrógeno desempeña un papel importante en la continencia urinaria, es importante que siempre pueda vaciar la vejiga cada vez que orine, ya que de lo contrario corre el riesgo de desarrollar una infección del tracto urinario. Sin un nivel adecuado de estrógeno, esto se convierte en una auténtica hazaña olímpica. Además, cuando estos niveles son bajos o faltan totalmente, se hace casi imposible controlar la uretra y dejar de orinar a la orden. En algún momento de la menopausia, tendrás pérdidas de orina sin darte cuenta hasta que te revises las bragas o empieces a oler mal.

Sus tejidos conectivos allá abajo necesitan estrógeno de la misma manera que un culturista necesita comer para entrenar. Lo mismo ocurre con los tejidos y órganos involucrados en su actividad sexual. Cuando el estrógeno ya no está presente, la disfunción sexual se manifiesta en forma de una disminución del colágeno y de la elasticidad de los tejidos, junto con menos vasos sanguíneos implicados. Este cambio en el valor del estrógeno causa síntomas de GSM como sequedad vaginal, irritación (tanto vaginal como de actitud), picor y sangrado durante el sexo cuando la gran erección llega a la fiesta. Los estrógenos son un ingrediente crucial en la lucha de la mujer contra el impacto negativo del Síndrome Genitourinaria de la Menopausia (GSM).

Resulta que el estrógeno y sus receptores tienen un papel muy importante en el cuerpo femenino. Parece que todavía sabemos muy poco sobre cómo funcionan los mecanismos moleculares del estrógeno y a qué nivel afectan al cuerpo femenino. Hasta ahora, la ciencia parece creer que el estrógeno y sus receptores tienen muchas responsabilidades como mantener la piel, el cabello, los huesos, los tejidos y los músculos sanos, incluyendo todo el sistema cardiovascular. La mayoría de las investigaciones se han hecho sobre la relación entre el estrógeno y el cáncer. Este parece ser el momento en que el "gran susto" se apodera de la terapia de reemplazo hormonal. Ahora estamos balanceando el péndulo en la dirección opuesta, descubriendo que las bajas cantidades de estrógeno en la menopausia son muy útiles, pero deben ser controladas fácilmente y regularmente por su médico.

Saber que el estrógeno y sus receptores juegan un papel importante, tanto en la salud urológica como en la ginecológica, durante la menopausia, abre la puerta a la recuperación de la calidad de vida, dándole muchas soluciones disponibles en el tratamiento hormonal de baja dosis.

La clave de la comprensión, cuando intenté entender qué demonios pasaba durante la menopausia, se hizo muy clara cuando aprendí esta cuestión fundamental. Evidentemente hay receptores de estrógeno en todo el cuerpo, incluyendo el sistema genital. Estos receptores simplemente esperan que el estrógeno en su cuerpo le diga a los receptores lo que deben hacer. Se encuentran en la vejiga, la uretra y el sistema reproductivo, que por lo tanto también se ocupa de la función sexual. El estrógeno circula en su sistema y esencialmente le dice a los receptores “qué flexionar o activar”. Este sistema de mensajes entre los receptores de estrógeno y el estrógeno es lo que activa el reflejo de orinar o no orinar. Cuando hay una deficiencia de estrógeno en tu sistema, no hay manera de decirle a los receptores de estrógeno que hagan su trabajo. Por lo tanto, tanto su salud urológica como la ginecológica, comienza a tambalearse y todos los tejidos y músculos que trabajan deben disminuir su velocidad para funcionar correctamente.

Aún no sabemos lo suficiente sobre los beneficios del mecanismo molecular del estrógeno y sus receptores. Sin embargo, sabemos que están presentes tanto en la vejiga y la uretra, como en la actividad sexual. Es necesario tener un nivel suficiente de estrógeno en el cuerpo de una mujer para decirle a los receptores qué hacer para reducir los efectos del GSM. La única forma de conseguirlo para las mujeres es sensibilizar a sus médicos para que juntos puedan entender los beneficios del estrógeno aplicado localmente y cómo puede influir positivamente en la lucha contra el GSM.

Ahora que tiene un claro entendimiento de las terapias de GSM y de bajo nivel de estrógenos para mejorar su calidad de vida sin poner en peligro su salud, permítame compartir mi experiencia y la de mi hermana gemela; de hecho, mientras escribía este libro, lo compartía con ella, porque siempre ha estado muy interesada en mi proyecto y nunca me mentiría, siempre dándome un juicio sincero. Si conocieras a Helen, probablemente te estarías riendo y asintiendo con la cabeza ahora mismo.

Una noche, Helen y yo estábamos en el altavoz mientras discutíamos nuestras terapias de reemplazo hormonal, con el Doctor cercano, escuchando nuestra llamada telefónica. Estábamos hablando de ese capítulo y de los efectos del estrógeno.

Helen y yo tomamos estrógeno de diferentes maneras. Ella usa estrógeno local en dosis bajas y yo uso una combinación tópica de cremas y una píldora como terapia sistémica.

Helen me preguntó dónde me puse la crema y cuánto usé. Le dije que me frotaba la crema en el hombro como mi marido cuando se aplica la testosterona; me encantan los efectos de su testosterona, ¡pero eso es otro capítulo! Tenía estrógeno en el hombro porque no había instrucciones en la etiqueta de cómo usarlo. El Doctor entró en la conversación enseguida para ver si mi ginecólogo me había instruido en su uso. Me pareció una pregunta tonta, ya que obviamente le preocupaba mi nivel de ignorancia sobre dónde aplicarla, y cuando me preguntó, supe que estaba equivocada. Mientras esperaba la respuesta correcta, fui lo suficientemente listo para preguntar "¿ dónde debería ponerla?".

El Doctor me mostró inmediatamente dónde debía masajear la crema. Puso su mano izquierda dentro de su muslo, asustando su testículo izquierdo hasta la muerte durante la demostración. Me sorprendió saber que la crema debía aplicarse directamente en la parte interna del muslo; evidentemente es un mejor punto de absorción para las mujeres. Debería haberlo sabido antes, ya que es un lugar maravillosamente sensible, especialmente los viernes por la noche.

Aparentemente, he estado frotando esta maldita crema en mi hombro por casi un año ya. He sido un muy buen paciente y he asistido a todos los chequeos para los análisis de sangre y la entrevista de la función hormonal. Mi dosis había sido cambiada dos veces, ya que la cantidad era un poco baja; ahora sé por qué mi conteo de estrógeno era tan bajo. Me estaba aplicando esa maldita crema en el hombro, que es una zona de muy baja absorción en las mujeres. Son estos pequeños detalles los que nos hacen sentir como ciudadanos suburbanos. De hecho, podría pensar que como esposa del Doctor, debería haberlo sabido o me habrían pillado con las manos en la masa mucho antes.

En cuanto a las instrucciones detalladas que faltaban en el frasco o sin la demostración de un médico sobre cómo usar el producto correctamente, esto era un gran problema. Hubiera sido genial haber sido mejor educada antes de empezar mi guerra contra el GSM. En este momento estoy casi segura de que mi médico había asumido que el Doctor me habría explicado el uso del producto.

Por supuesto, esto no había sucedido en absoluto y yo, en este tema, era tan ignorante como la mayoría de las mujeres que sufren de GSM.

Incluso mi hermana gemela me decía que ella tampoco tenía instrucciones en su caja de pomadas. No tenía ni idea de dónde exactamente poner su estrógeno ni siquiera tenía instrucciones de cuánto usar y cuándo. Evidentemente, es mejor aplicar la crema por la noche antes de acostarse. Helen estaba un poco preocupada por el uso del estrógeno, así que decidió voluntariamente usarlo sólo dos veces a la semana, sin entender realmente las consecuencias del "hágalo usted mismo". Cuando el Doctor escuchó esta parte, se agitó mucho por la falta de comunicación entre el médico y el paciente, especialmente cuando se trata de conseguir la terapia de reemplazo hormonal adecuada.

Para lograr resultados óptimos con el uso de estrógenos vaginales, éstos deben aplicarse cada dos días. La cantidad también debe ser especificada por el médico e indicada en la etiqueta de la receta. Si su médico le dice que lo use tres veces a la semana, entonces por favor úselo exactamente tres veces a la semana; esta es una parte muy importante del plan de tratamiento. Habría sido útil para mi hermana que el médico se hubiera tomado el tiempo durante la visita para explicarle claramente por qué debería usarlo tres veces a la semana. También era necesario mostrarle exactamente dónde poner la crema, la cantidad y la profundidad de la aplicación.

Intenta jugar con esta crema, sin instrucciones y luego deambular por esos estados todo el día. Estas son las pequeñas cosas que pueden hacer la vida fácil o difícil. Es un gran ejemplo de cómo la educación te hará sentir más libre. ¿Dónde hemos oído eso antes? ¡Gracias, Oprah!

Otra pregunta que mi hermana hizo fue, ¿la crema de estrógeno que estaba usando le causaría efectos secundarios a su marido? Es una buena pregunta. Inmediatamente imaginé la escena de su pene encogiéndose y sus tetas masculinas creciendo instantáneamente en sus encuentros nocturnos. Afortunadamente, sin embargo, el Doctor nos informó que no había efectos secundarios para su pareja cuando entró en contacto con cualquiera de las cremas de estrógeno que una mujer puede aplicar a su cuerpo, ya sea en la parte interna del muslo, la vagina o el hombro.

Estos son sólo algunos de los problemas relacionados con la actualización de los médicos sobre el tratamiento de GSM. Es necesario tener más conversaciones sobre la educación de las mujeres y los propios médicos sobre el GSM y los pasos a seguir con el paciente para educar y prescribir las formas adecuadas de estrógeno personalizado. Estos tratamientos realmente funcionan y son necesarios para reducir los síntomas del GSM que pueden afectar a su calidad de vida.

El GSM es un desorden crónico que no mejorará sin intervención o tratamiento médico. Las mujeres aceptan este concepto casi como el envejecimiento. Esta es la mayor mierda. Te estoy presionando para que consideres discutir con un médico con experiencia, que está al día en todos los aspectos del GSM y encontrar una manera de ayudarte. No dudes en reaccionar, te lo debes a ti mismo: investiga, edúcate, actúa y te sentirás mejor.

Espero llamar la atención de las mujeres, las compañías farmacéuticas y las empresas de productos para el cuidado de la piel. Todos deberíamos unirnos al esfuerzo de educar, investigar y tratar el GSM, haciendo que los tratamientos y cuidados estén disponibles para las mujeres de todo el mundo, de la misma manera que las propias empresas han conseguido infiltrarse en la psique de cada mujer, en lo que respecta a la cara, el cuello y las manos.

Recuerden que la mitad del planeta es femenina y la mitad de esas mujeres probablemente ya tienen alguna forma de crema de una gran compañía de cuidado de la piel y el cuerpo. El tema del GSM debe ser discutido hasta el punto de que las náuseas sean normales y correctas para hablar de cómo hidratarse y tratar con seguridad la menopausia con pequeñas cantidades de hormonas.

Según el censo de 2010, sólo en los Estados Unidos hay unos 50 millones de mujeres mayores de 50 años[2,3] que es la edad media en que comienza la menopausia. ¡Eso es mucha crema,

2 Howden LM, Julia. Age and Sex Composition: 2010. In. Commerce USDo, trans. United States Census Bureau: U.S. Census Bureau; 2010.

3 Avis NE, McKinlay SM. The Massachusetts Women's Health Study: an epidemiologic investigation of the menopause. J Am Med Womens Assoc (1972). 1995;50(2):45-49, 63.

tanto para las manos como para la vagina! Desafortunadamente, un estudio encontró que muy pocos doctores investigaron los síntomas del GSM en sus pacientes. La indecisión de prescribir un tratamiento, combinada con las preocupaciones de las pacientes sobre la seguridad de las terapias vaginales tópicas, todavía mantienen este tema oculto. Esto es simplemente absurdo, cuando el GSM puede ser diagnosticado clínicamente en hasta el 90% de las mujeres menopáusicas[4]. Las mujeres necesitan encontrar tiempo, incluso si tienen una vida muy ocupada, para ir al médico para los chequeos. Es hora de empezar a discutirlo y ponerse al día con las investigaciones en curso sobre las terapias de estrógeno de baja dosis para el tratamiento del GSM.

La mayoría de las mujeres no suelen reconocer los problemas relacionados con los bajos niveles de estrógeno como una explicación de sus trastornos del tracto urinario inferior o de las molestias vaginales. Los síntomas genitales, sexuales y urinarios pueden tratarse con cremas de la misma manera que se trata la cara, el cuello y las manos. La única diferencia es que la crema para las partes íntimas da un toque extra a la calidad de vida y un mejor confort vaginal.

Con visitas regulares de su urólogo o ginecólogo, el tratamiento de la GMS no es tan diferente de una mamografía o un chequeo de colesterol. Una terapia apropiada y efectiva para el GSM debería ser una parte integrante de cualquier régimen de cuidado y belleza para las mujeres menopáusicas. La única diferencia cuando se añade una crema baja en estrógenos es la programación de visitas regulares de su urólogo o ginecólogo

4 Palacios S, Nappi RE, Bruyniks N, Particco M, Panay N, Investigators ES. The European Vulvovaginal Epidemiological Survey (EVES): prevalence, symptoms and impact of vulvovaginal atrophy of menopause. Climacteric. 2018;21(3):286-291.

que esté familiarizado con el Síndrome Genitourinaria de la Menopausia (GSM).

Todavía recuerdo cuando mi hermana gemela y yo éramos mucho más jóvenes y nuestros abuelos vinieron a visitarnos. Mi abuela solía pasar mucho tiempo preparándose y nos sentábamos a su lado en el baño mientras ella se ocupaba de su rutina de belleza. Lo único que recuerdo, y que siempre me hizo reír, fue el toque final de perfume al final. Se echaba un poco de perfume en el cuello, un poco en las muñecas y un último chorrito entre las piernas. Siempre me pregunté por qué lo hizo.

A lo largo de mi vida, aprendí que debido a los síntomas mencionados de la GMS, la ingle de una mujer puede estar sujeta a olores desagradables debido a la pérdida de orina o a infecciones del tracto urinario no detectadas. Los tiempos han cambiado hoy, así que no te avergüences de empezar una conversación sobre ello con tu médico. Si no sabes sobre el GSM, dales una copia de este libro y ve a buscarte un doctor actualizado que realmente se preocupe por tu salud urológica y la menopausia.

Un estudio encontró que sólo el 13% de los médicos investigan los síntomas del GSM entre sus pacientes[5]. Incluso después de que se descubrieran los síntomas de la enfermedad, la mayoría de las mujeres seguían sin recibir tratamiento, a pesar de las consecuencias que tiene en su estilo de vida. La resistencia a recetar estrógenos en dosis bajas es un enfoque anticuado y es una señal de alerta para ver si su médico está todavía actualizado sobre las últimas investigaciones y los beneficios de los estrógenos en dosis bajas. Estrógeno no es una mala palabra. Es

---

5 Portman DJ, Gass ML. Genitourinary syndrome of menopause: new terminology for vulvovaginal atrophy from the International Society for the Study of Women's Sexual Health and the North American Menopause Society. Maturitas. 2014;79(3):349-354.

el ingrediente clave para que una mujer recupere su calidad de vida y para resolver sus problemas de salud urológica y sexual.

Aunque muchas mujeres creen que las terapias hormonales implican riesgos inherentes, esto ya no es cierto, especialmente en el caso de las mujeres que usan bajas cantidades de estrógeno, la mayoría. Tómese el tiempo necesario para hablar con su urólogo o ginecólogo, que está al día con las últimas investigaciones y las aplicaciones apropiadas para el uso de dosis bajas de estrógeno. No prestes atención a los anuncios de televisión que intentan venderte algo que tiene que ver con tus hormonas. Deja que lo haga un médico. Imagina mejorar tu calidad de vida añadiendo un simple paso a tu rutina de belleza. Aunque muchas mujeres no están contentas con la idea, los beneficios superan con creces las quejas.

Para todos los hombres que han pasado este capítulo, si su esposa no llama a su médico, empiecen a levantar el teléfono. Tener otra crema en la casa será una extraordinaria adición a su relación. La crema para la cara, el cuello y las manos es genial cuando las luces están encendidas, pero la crema para las partes íntimas es genial cuando las luces están apagadas. Se beneficiará enormemente si se queda a su lado y la apoya con toda la nueva información que la inundará. La terapia con estrógenos no sólo mejora la calidad de vida de la mujer, sino que también mejora la calidad de su relación con los hombres. El estrógeno es su amigo, y recuerde, extiéndalo en la parte interna del muslo, no en el hombro!

21

CONSEJOS SEXUALES PARA TU NUEVA TUBERÍA

Lo desconocido ilumina el alma cuando el miedo es derrotado

Habiendo tratado el capítulo sobre la falta de deseo y descubierto que mi marido, el Doctor, es un experto en medicina sexual, puede que tenga más preguntas sobre el sexo. El primer consejo es: asegúrate de que tu urólogo te arregle bien, que todas tus cañerías estén listas para funcionar y que tus niveles hormonales sean adecuados para tu salud. Una vez hecho esto, depende de usted y de su pareja explorar los placeres físicos de una forma mutuamente placentera, abriendo un nuevo camino hacia metas que los exciten a ambos. El Doctor no es un sexólogo, sino un fontanero que es capaz de hacer que tus órganos sexuales funcionen correctamente. Después de haber sido debidamente inspeccionado, comprobado si hay fugas y los niveles de lubricante son satisfactorios, está listo para sacudir el mundo, uno con el otro.

He incluido esta sección en el libro porque mi hermana gemela me sugirió un capítulo entero de consejos sobre el sexo. Pensé que era una pedida extraña porque sé que un urólogo no es un entrenador sexual. Claramente, mi hermana piensa que mi marido es un santo en este tema también. Será una consecuencia de todas las conversaciones que hemos tenido a lo largo de los años sobre mi matrimonio.

Fue ella quien me ayudó a delinear claramente el papel de un urólogo y lo que lo involucra en tu vida sexual. Puede ayudarte a tratar los problemas de tus órganos sexuales desde un punto de vista físico y muy probablemente repararlos o restaurarlos para que funcionen correctamente. Posteriormente, un buen urólogo no da consejos sexuales sobre cómo alcanzar el orgasmo, por ejemplo. Esto depende de usted y su pareja mientras exploran el ancho de banda de sus tuberías urológicas actualizadas. Esta es la oportunidad adecuada para descubrirte a ti mismo.

22

VISITA A UN URÓLOGO O UROGINECÓLOGO

Ahora conoces los tres problemas urológicos más comunes tanto para hombres como para mujeres. Es sólo la punta del iceberg en lo que respecta a la gama completa de la Urología. En resumen, los tres primeros problemas de los hombres son la falta de deseo, la disfunción eréctil y los problemas de próstata. Para las mujeres, son la falta de deseo, la incontinencia y el prolapso pélvico. Cada una de estas condiciones sólo debe ser tratada por un urólogo capacitado que tenga la formación y la comprensión de las formas más actualizadas y efectivas de cuidar su salud urológica. Hay una solución a todos estos problemas que cada uno de nosotros puede enfrentar en algún momento de nuestras vidas.

Mi mensaje a todos los hombres y mujeres es "VAYAN A VER A UN UROLOGISTA O UROGINECOLOGISTA". El Doctor siempre me dijo que los pacientes esperan demasiado tiempo para buscar ayuda. Las mujeres están acostumbradas a lidiar con las molestias de allá y nunca encuentran tiempo para cuidarse a sí mismas, adecuadamente, hasta que la situación se vuelve crítica, como orinar durante un orgasmo. Los hombres esperan hasta que ven la sangre en el pis directamente. Cuanto antes vayas a tu urólogo o uroginecólogo, mejor. Tu calidad de vida está ahí y te invita a coger el teléfono y llamarlo.

23

TERAPIA PÉLVICA – NO, NO DE ESA CLASE

El aprendizaje es un regalo como ningún otro

Por pura curiosidad, tuve que hacerle una buena pregunta al Doctor. Quería saber cómo podía saber cuándo una mujer necesitaba fisioterapia pélvica en comparación con la cirugía. En realidad, mi pregunta no era correcta, porque una cosa no descarta la otra. La complejidad de determinar si una mujer puede librarse con una simple fisioterapia o si necesita cirugía sólo puede determinarse mediante un examen minucioso del urólogo. Por supuesto, pregunté cuál era la pista que le indicaría a mi marido, el Doctor, qué podía elegir. Esta pregunta me llevó a una conversación clínica virtual en la que nunca quise entrar.

Nunca me he detenida a pensar en lo que mi marido hace realmente, día tras día. Honestamente, lo imagino en la sala de operaciones con esa estúpida redecilla y una bata cubierta de salpicaduras de sangre. Esa imagen por sí sola es normalmente suficiente para detener cualquier pensamiento posterior. Puede imaginar mi sorpresa cuando mi marido empezó a decirme lo que tenía que hacer para determinar los siguientes pasos para la fisioterapia pélvica o una posible operación.

El Doctor empezó a hablarme casualmente de cuando tuvo que examinar a una paciente femenina metiendo sus dedos en su vagina y pidiéndole que le "apretara los dedos". Estoy absolutamente segura de que no escuché nada más después, porque me sorprendió que mi marido estuviera probando vaginas todo el día. Sabía que se encargaba de arreglar penes, sólo que nunca me di cuenta de que también era un experto en vaginas.

A continuación, el Doctor me explicó que cuando una mujer es incapaz de apretar sus dedos durante este examen, a menudo programa una visita a un fisioterapeuta del suelo pélvico para la terapia, que puede incluir movimientos como los ejercicios de Kegel. Estos son los más conocidos, y luego continúan con la más completa fisioterapia del suelo pélvico. En este punto, hice que el Doctor volviera y reafirmara lo que acababa de decir. Sólo después pregunté con audacia por qué les pidió que apretaran los dedos. Mi marido respondió que la mayoría de las veces una mujer no puede apretar sus dedos, pero aprieta las nalgas o los músculos del vientre cuando lo intenta, por lo que el veredicto es oficial: un músculo pélvico inexistente, o una posible incontinencia, o quizás un prolapso pélvico.

Cuando descubrí que mi marido trabajaba con un fisioterapeuta del suelo pélvico, tuve la necesidad inmediata de conocer a esta persona y hablar con él para aprender todo lo que había que saber sobre su mundo. Le pedí a mi marido que se pusiera en contacto con este fisioterapeuta lo antes posible para que yo pudiera tener toda la información disponible para resolver el problema de la insuficiencia del suelo pélvico y la incontinencia, tanto para mujeres como para hombres. Me acerqué a este caballero como si fuera una nueva estrella de la alfombra roja.

Conocí al Doctor Alex en una mañana muy ocupada en la oficina. Quería ver si realmente tenía un público de pacientes que necesitaban sus servicios. Fue muy puntual y al mismo tiempo feliz de darme la bienvenida a su clínica, donde la magia sucede con los pacientes que sufren de pérdidas en las tuberías. Una vez adentro, el Doctor Alex me hizo sentir cómoda y fue complacido al saber que me interesaba su trabajo. Le dije claramente lo emocionada que estaba de saber que se había unido a la oficina y que estaba añadiendo otro valioso activo a los pacientes de mi marido. Luego tuve que recordar al Doctor Alex que yo era simplemente la esposa del Doctor y no una doctora, así que le pedí amablemente que fuera paciente con mis preguntas porque podrían haber sido un poco ignorantes.

A primera vista, la sala que me circundaba parecía la misma de cualquier otro médico, excepto por algunos elementos: había algunos equipos de ejercicio simples, como balones médicos, bandas elásticas y pesas muy ligeras. No sabía que la herramienta más intimidante de la oficina terminaría siendo la computadora. De hecho, debería haber notado cables con electrodos al final, que salían justo ahí; estos deberían ser colocados en lugares muy estratégicos, para entrenar el cerebro, sobre cómo hacer que los músculos de ahí abajo respondan correctamente y repetidamente en un intento de entrenarlos y fortalecerlos.

El Doctor Alex me informó que la urología es la práctica médica más popular de la ciudad; esto confirma que casi todo el mundo tiene algún tipo de problema urológico, tanto hombres como mujeres, y me reiteró por qué veo tan poco a mi marido. Me explicó que la terapia del suelo pélvico no es específica del género, se aplica tanto a hombres como a mujeres.

Me concentré sobre él como si fuera un químico en un laboratorio, tratando de descubrir el secreto de la ciencia. Después de todo, ambos estábamos en una misión. Se suponía que yo iba a escribir el libro y él tenía la misión de educar a la gente sobre sus servicios y cómo podía ayudarles. Me sorprendió mucho que el Doctor Alex se iluminara como un árbol de Navidad, al igual que mi marido, al pensar que yo tenía una pregunta urológica para él.

Empecé mi entrevista hablando de la última conversación que tuve con mi amiga de infancia y la eficacia de su experimento médico con las bolas de Ben Wa. Al igual que mi marido, el Doctor Alex no sabía de qué estaba hablando. Pensó que eran franceses. No sé de dónde vino, pero me hizo reír. Sin dudarlo, me metí de lleno, empezando a educarlo sobre una nueva herramienta para su oficio. Los comparó con pequeños pesos internos. Me gustó mucho su descripción y probablemente usaré este término en mis futuras charlas con mi súper amiga.

El Doctor Alex continuó interrumpiendo la encuesta de las pelotas Ben Wa y volvió al verdadero negocio de la fisioterapia del suelo pélvico y todo lo que ofrece tanto a hombres como a mujeres. Luego comenzó a mostrarme las herramientas del oficio. Me explicó que el objetivo, durante la terapia, era que el paciente pudiera comenzar los ejercicios básicos mientras estaba acostado, para que pudiera eliminar la tensión contra la gravedad que arrastraba todo hacia abajo. Esta posición permite al paciente identificar correctamente los músculos pélvicos y luego continuar con la tarea de fortalecerlos.

Después de pasar de la posición horizontal a la mesa de examen, el paciente pasa a la posición sentada mientras sigue realizando los ejercicios de fisioterapia recomendados. Una vez que se alcanza esta posición, y los músculos se han estirado y relajado, el paciente puede pasar a la terapia de pie. Al ponerse de pie, el paciente continúa los ejercicios, de modo que es aún más fácil realizarlos en el suelo, poniéndose en cuclillas, estirándose, doblándose e incluso corriendo o saltando. Lamentablemente, estos ejercicios básicos causan grandes pérdidas en los pacientes con problemas de incontinencia, reduciendo así su calidad de vida. La fisioterapia del suelo pélvico es una verdadera bendición para los que sufren de pérdidas.

Lo más importante para el Doctor Alex es la capacidad de hacer que los pacientes aprendan a relajarse y a fortalecer los músculos del suelo pélvico para que encuentren un funcionamiento adecuado. Utiliza la gravedad como una de las herramientas para entrenar la fuerza recuperada. Se enfoca en estirar los músculos, fortalecer y lograr un mejor estado de descanso y tonificación. Eventualmente, el paciente alcanzará un estado de relajación natural porque ahora es más fuerte y puede sostener el útero y la vejiga como cuando era joven.

Este nuevo estado permite a los pacientes salir al mundo y mover sus caderas sin que sus órganos se deslicen en la pista de baile. Alcanzar la continencia debería ser el nuevo estándar que toda persona debería alcanzar y gritar al mundo: "¡Mírame, no pierdo el pis!"

¿Recuerdas la computadora de la que hablamos antes? Bueno, esta es una pequeña joya con electrodos, conectados estratégicamente en lugares muy específicos que detectan el movimiento y la fuerza muscular del suelo pélvico. El método de Biorretroalimentación es muy eficaz para controlar el progreso del paciente, según los ejercicios de fisioterapia asignados. Aunque este enfoque parece un poco intimidante, el Doctor

Alex me confesó que es la parte preferida de la terapia para sus pacientes, pudiendo por fin ver con sus propios ojos su progreso hacia la continencia.

¡Posición! Todos recordamos a nuestra madre diciéndonos "ponte derecho" durante nuestros años de crecimiento. Ahora que has crecido y tal vez sufras pérdidas, sabes que tu madre tenía razón. El Doctor Alex dijo que cuando una persona tiene el hábito de tener una mala postura o una curva hacia adentro en la parte baja de la espalda, en posición vertical, esto puede comprimir ligeramente la vejiga y agravar los nervios de la parte baja de la espalda. Para mayor claridad, imagina a esas personas que tienen un trasero muy sobresaliente cuando están de pie. Esta posición provoca una presión interna que puede agravar los nervios que controlan la vejiga. Estos, en algunos casos, son el billete ganador para la incontinencia. ¿Quién sabía que existiera una postura correcta para ayudar al control de la vejiga?

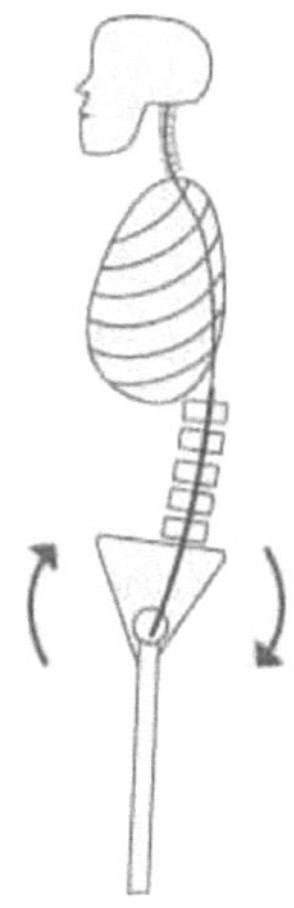

Referencia: https://tonygentilcore.com/

La postura correcta para un control saludable de la vejiga corresponde a una ligera inclinación pélvica hacia adelante mientras los hombros permanecen rectos. Piensa en ello como si pusieras tu pene ligeramente hacia fuera y hacia delante. Señoras, para este ejercicio, tendrán que sujetar un pene imaginario a su cinturón (¡pueden hacerlo!). Ahora imagina que lo muestras y lo mueves un poco hacia adelante, manteniendo la espalda y los hombros rectos. Esta es la posición mágica para una buena postura cuando se trata de la fontanería. Este ligero ajuste de la postura puede marcar la diferencia con el tiempo y fortalecer los músculos centrales necesarios para mantener el suelo pélvico con energía.

¡Esta es la parte que todos han estado esperando! ¿Qué es lo que realmente sucede durante la consulta de fisioterapia para tratar su crisis urológica? Empieza como la mayoría de los consejos clásicos. El médico le hace acostarse en la mesa de examen y comprueba cómo se pueden mover sus articulaciones. Esto se debe a que el fisioterapeuta quiere asegurarse de que puedes usar los músculos de los glúteos (nalgas) y de que puedes mover las rodillas y las caderas correctamente. Todos estos músculos están involucrados en el proceso de fortalecimiento. Una vez que tenga cierta movilidad y fuerza, el médico puede utilizar un balón médico como herramienta para comprobar y ver si es capaz de descansar la parte inferior de las piernas por encima del balón en una posición acostada. Luego te pedirá que intentes mover las caderas y las rodillas. Al mismo tiempo, el fisioterapeuta puede pedirle que intente apretar los músculos Kegel mientras mueve las piernas. Este tipo de entrenamiento puede parecer simple, pero si eres una persona con pérdidas, ya estarás preocupado por el pozo que se formará debajo de ti.

La segunda fase de la fisioterapia se hace un poco más íntima después de que se han completado las pruebas de evaluación de la fuerza y la movilidad. El doctor le pedirá que se quite los pantalones y que utilice la técnica de Biorretroalimentación que lo llevará a una conexión mente-cuerpo. Al conectar inicialmente los sensores de un monitor de ordenador al exterior de sus genitales, el fisioterapeuta le guiará en su búsqueda de aquellos músculos que son adecuados para contraerse y liberarse en un intento de encontrar los músculos del suelo pélvico con su mente y "engancharlos" correctamente. El propósito de la configuración externa inicial es minimizar su incomodidad. El fisioterapeuta podrá entonces lograr más resultados. Eventualmente, mejorarás y también los electrodos.

Durante la técnica de Biorretroalimentación, el monitor de la computadora mostrará los valores de respuesta muscular por cada contracción y relajación. Su fisioterapeuta le explicará que no mueva la espalda ni las caderas y le ayudará a concentrarse en intentar contraer y liberar los músculos del suelo pélvico. La computadora sólo responderá cuando el movimiento resulte correcto.

En este punto de mi entrevista con el Doctor Alex, estuve casi tentada de probar el ejercicio de Biorretroalimentación para averiguar de una vez por todas de qué malditos músculos estaba hablando. Necesitaba más claridad; me informó que son los mismos que usamos cuando intentamos sujetar un pedo. Sí, el Doctor Alex usó esa palabra durante nuestra profunda conversación pero con tal delicadeza que la hizo "tocar" como si fuera un arpa de orquesta.

Apenas terminó de explicarme cómo encontrar el músculo del suelo pélvico, una bombilla se encendió en mi cabeza y supe inmediatamente dónde estaba. Si yo fuera médico, te diría que te vayas a casa, que comas los alimentos que te hacen tirarte pedos como una estrella de rock, para que puedas practicar cómo sujetarlos en el marco de tu rehabilitación del suelo pélvico. De repente todo se volvió tan rápido y fácil con la idea de tener que aguantar mis pedos.

Ahora me doy cuenta de que cada vez que iba a la casa de cuidados a visitar a mi madre, sintiendo los pedos volando como si estuviera en un atasco de tráfico en la ciudad de Nueva York, todo tenía que ver con los músculos del suelo pélvico. Siempre fue sorprendente cómo los residentes simplemente caminaban por los pasillos, tirándose pedos a cada paso, hasta el comedor. Lo interesante fue que no escuchaban el pedo, no lo sentían, o simplemente no les importaba que se estuvieran tirando pedos. Bueno, ahora sé que sufrían de debilidad muscular del suelo pélvico y no podían retenerlos, y mucho menos orinar. La solución secreta para mejorar la continencia me fue revelada finalmente y me dio la idea de una etiqueta adhesiva para el parachoques: "Aguanta el pedo y frena las pérdidas".

Incluso durante la terapia de Biorretroalimentación, el fisioterapeuta seguirá instruyendo al paciente para que apriete los músculos del suelo pélvico como si estuviera sosteniendo un pedo repentino. Con esto en mente y la intención de hacerlo, el paciente verá en la computadora una respuesta correspondiente a un temblor por cada contracción y relajación muscular correcta. Entonces puede establecer una conexión mente-cuerpo y sentir que ha tenido éxito. El Doctor Alex les pedirá entonces que miren el movimiento en el monitor y al mismo tiempo tratará de recordarles la sensación de apretar ese músculo para que se repita inmediatamente, de la manera correcta. Una vez que se establece la conexión mente-cuerpo, el trabajo comienza a fortalecer el músculo deseado. Este tipo de confirmación, tanto física como mental, ayuda en el entrenamiento de los músculos.

Lo único que hay que recordar durante la terapia es que hay que concentrarse sobre todo el cuerpo, lo que incluye una buena postura, el cuidado de las articulaciones de las rodillas y la búsqueda de los músculos de Kegel. La etapa final de la fisioterapia urológica es el resultado de la computadora, que establece una conexión entre la mente y los músculos, mientras el paciente continúa fortaleciéndolos. Progresas hasta que marchas en el lugar y eventualmente te vuelves más fuerte, mejor y más seco. Seguramente los pacientes que siguen las órdenes del fisioterapeuta verán los resultados.

Seguir este tipo de entrenamiento trae buenas noticias, porque al igual que cuando vas al gimnasio, puedes ver algunos resultados en unas seis-ocho semanas. Sin embargo, si el paciente sigue tirándose pedos, sigue los ejercicios prescritos y hace los Kegels adecuados, obtendrá resultados aún más rápido. Tanto los pacientes masculinos como los femeninos obtienen excelentes resultados y la mayoría de ellos son personas mayores y atletas. Me sorprendió mucho oír que los atletas son la categoría de pacientes más frecuente del Doctor Alex. Dijo que las disciplinas de impacto como correr o levantar pesas y las cuclillas ejercen presión sobre los músculos del suelo pélvico y esto puede llevar a la incontinencia y posiblemente al prolapso pélvico. En este punto me gustaría subrayar el hecho de que ninguna buena acción queda sin castigo. Los atletas deben ahora añadir resistencia tanto a sus pedos como a su entrenamiento.

Exagerar también puede ser problemático. El Doctor Alex dijo que hacer Kegel todo el día puede causar problemas si no se hace correctamente, porque sólo comprimirá los músculos equivocados, agravando potencialmente los nervios de la vejiga y posiblemente causando otros problemas. Cuando están demasiado tensos, pueden acortarse y debilitarse, causando más incontinencia. Piénsalo de esta manera - todos han tenido dolor muscular después de un buen entrenamiento o una experiencia como guerreros de fin de semana. Al día siguiente nos duele, y simplemente no responden tan rápido cuando intentan levantar un peso de 5 kg. Ahora intenta levantarlos y dime cómo funciona para ti. Puedes hacerlo, pero no será agradable, y tampoco estará bien hecho, y puede que no seas capaz de levantarlo completamente. Esto se debe a que el músculo utilizado está "reducido" y no responde correctamente. El mismo resultado se obtendría haciendo demasiados Kegels, de forma incorrecta, o teniendo una mala postura. Los músculos del suelo pélvico son demasiado pequeños para responder correctamente y no pueden sostener el útero o la vejiga de forma adecuada, por lo que las tuberías empiezan a gotear o a empeorar.

La mayoría de sus pacientes están muy deprimidos y tratan desesperadamente de recuperar su calidad de vida, normalmente están más que dispuestos a participar. El Doctor Alex es un experto en evaluar al paciente y trabajar para resolver problemas urológicos. La terapia del suelo pélvico no sólo resuelve la incontinencia y las pérdidas, sino que también puede reducir el dolor en esa zona y dar al paciente la libertad de dejar de perseguir el siguiente baño para satisfacer esa necesidad inesperada de orinar, sin poder decidir cuándo detener el flujo. Envíe a sus pacientes muchas hojas para ayudarles con la dieta, el ejercicio, la postura y la actitud. Las irritaciones de la vejiga son siempre el número uno. Los cambios en la dieta también pueden ser útiles. Despídanse de las cantidades excesivas de café, jugos cítricos y alimentos picantes. Estos simples cambios en el estilo de vida pueden reducir la necesidad de un fisioterapeuta y un urólogo.

24

GENERACIÓN Y – MILÉNICOS INCLUIDOS: ¿ESTOY ORINANDO TODO EL TIEMPO?

Dar un paso adelante es una oportunidad para la sabiduría

Sólo para mostrar cómo estoy involucrado de alguna manera en el tema de la urología, dondequiera que esté, tengo aquí otra historia que servirá para educar a otro grupo de adultos.

Los Milénicos, o la Generación Y, son el grupo de edad entre 22 y 37 años, dependiendo de cuando leas mi libro. Caen entre 1981 y 1996. No suelo tener la oportunidad de sentarme a charlar con alguien de esta edad, pero cada vez que lo hago, es un verdadero placer conocer su visión del mundo.

Esta historia ocurrió a una altura de 10.000 metros mientras estaba sentada en clase económica en United Airlines volando de Miami a Houston. Tuve el privilegio de sentarme al lado de un joven alto y guapo de Sudáfrica, que vivía en Nueva Zelanda, en su camino a Australia. El Sr. Ryan Henry, un jugador de póquer profesional de 27 años y fisioterapeuta cualificado, había dejado su profesión para dedicarse al póquer en línea. Considerando que estaba viajando por el mundo y viviendo la vida al máximo, me reservé cualquier juicio, lo que para mí ese día, fue una victoria.

Ryan era un joven amable y de buenos hábitos, de los que una madre puede estar orgullosa. Tenía todo

las habilidades para ser un coach de vida; era positivo, abierto, asertivo, pero educado, confiado y con la visión de un tirador experto. Ryan se lanzó de cabeza a la conversación, dando lo mejor de sí mismo, en la fila 8 del pasillo, después de ser golpeado por una mochila. Nos reímos de la locura del viaje, comenzando una conversación amistosa.

Ryan me preguntó qué hacía, y después de decir que era esposa y madre, me tomé un descanso y por primera vez en voz alta, le dije que ahora también era escritora. No sabía si mencionar algo al respecto porque sabía cuál sería la siguiente pregunta. Y yo tenía razón. Me preguntó qué estaba escribiendo. Valientemente continué describiéndole mis intenciones sobre el libro y como ya había empezado a escribir. Ryan parecía tan interesado en el tema que empecé a preguntarme qué diablos tenía. Y pronto aprendí que había algo realmente problemático en él. Ya había ido a tres urólogos por un problema del que quería hablarme y no estaba nada contento de que no se hubiera resuelto todavía.

Ryan sufría de lo que se llama vejiga hiperactiva. Tenía que orinar cada 20-30 minutos, lo cual es un gran problema en su profesión; tanto que tuvo que buscar ayuda médica para mantener su carrera en el rumbo. Me sorprendió cuando me di cuenta de que un niño tan joven tenía que orinar más que mi padre de 91 años.

Mi comentario de sabelotodo fue preguntarle cuánto café estaba bebiendo. En realidad no estaba tomando café, lo que debería haber imaginado ya que era de Sudáfrica y vivía en Nueva Zelanda. Claramente, era un bebedor de té. Al final había eliminado el té y tomado varios medicamentos recetados por los urólogos, pero sin éxito. En ese momento, me convencí de que debía consultar al Doctor, que estaba durmiendo en el sitio contiguo al mío. Lo desperté con cautela y le presenté a mi nuevo amigo. Una vez más pude hablar con mi marido sobre un extraño y su problema urológico. Pero esta vez era diferente porque Ryan era muy joven, y ya había ido a un urólogo para tratar de resolver su problema. El hecho de que Ryan tuviera un problema urológico que no podía resolver me fascinaba; era suficiente para atraer la atención y el interés de mi marido.

El Doctor y Ryan comenzaron su consulta en mi presencia, en el asiento central. Escuché la serie de preguntas y respuestas que se dieron y comencé a tomar notas para otro capítulo de mi libro. Me llamó la atención el hecho de que un chico de su edad sufriera este tipo de enfermedad y me quedó claro que realmente estaba luchando por resolver su problema mientras intentaba mantener su carrera y sus relaciones personales, siendo tan joven. Obviamente, el problema era real porque este tipo estaba revelando todo lo que tenía que decir, dentro de la seguridad de nuestro Boeing 737 en su camino a Houston.

Después de la consulta, mi marido le dio a Ryan 3 medicamentos, que se podían encontrar con el mismo nombre en otros países y que muy probablemente resolverían su problema. Mi marido también le dijo que necesitaba reducir su nivel de estrés si quería experimentar algún tipo de alivio y mejorar su calidad de vida. Ryan no estaba seguro de la sugerencia de estrés porque estaba ganando dinero jugando al póker y es un trabajo muy estresante. Escribimos los nombres de las drogas e intercambiamos correos electrónicos para poder estar en contacto y seguir su progreso. Resultó que uno de los 3 medicamentos que el Doctor había recomendado, Myrbetriq, funcionaba muy bien para Ryan, quien también había disminuido su consumo de té pero seguía jugando al póquer.

Parece estar contento con su salud actual y eso significaba que podía anotar otra victoria para el Doctor.

En ese momento le pregunté a mi marido cuántos jóvenes había visitado con una vejiga hiperactiva y me aseguró que eran muchos. Me recordó que mi nieta de 19 años también sufría de lo mismo, y que también tenía que cambiar su dieta y reducir el estrés. Su alternativa era ir a un urólogo y hacerse una cistoscopia para investigar la causa de sus síntomas, lo que la llevó a orinar cada 20 o 30 minutos. Tan pronto como se dio cuenta de que le meterían una cámara en el orificio de la orina o en la uretra, como le gusta decir a mi marido, decidió rápidamente aumentar el yoga y la meditación y abandonar su hábito de beber constantemente té helado. La combinación de la reducción del estrés y la eliminación de "irritantes de la vejiga" como el té resolvió su problema casi inmediatamente. Sólo tenía 19 años. Evidentemente, había muy pocos estudios que examinaran específicamente la correlación entre el estrés psicológico diario y la necesidad de orinar cada 20 minutos. Sin embargo, eche un vistazo a la sala de espera de la oficina del urólogo local para ver cuántos jóvenes hay. Y no están ahí para llevar a la abuela o al abuelo al médico.

Claramente, parece que la generación del los Milénicos está más estresada que sus predecesores.

Los factores de estrés psicológico diario y la vejiga hiperactiva son muy evidentes en la "Generación Y - Estoy orinando todo el tiempo ". Piensa en lo sanos que suelen ser los jóvenes de 20 y 30 años. Esos son los años en los que deberías estar fuera viviendo la buena vida y aguantando el pis, incluso cuando, un sábado por la noche, estás a 10 cervezas y listo para la acción, si sabes a lo que me refiero...

25

LAS VASECTOMÍAS Y EL BEBÉ SORPRESA

Conocer tus límites requiere esfuerzo

Incluso en planes bien pensados, a menudo hay una posible falla. Cuando un hombre es lo suficientemente valiente para saltar de un acantilado, no le susurre al oído que espera que su paracaídas funcione, justo antes de saltar. Aunque parezca un poco dramático, cuando se trata de una vasectomía que no funcionó, la sensación es siempre la misma. ¿Me equivoco?

Esta es la parte en la que realmente debes prestar atención porque tu médico te dijo todo lo que necesitabas saber, pero no estabas escuchando.

Desafortunadamente, cuando eso sucede, abriste la puerta para la posibilidad de "oops baby", como decimos en los Estados Unidos. Ese término describe un momento en la vida de una pareja que puede hacer que se le caigan los brazos y que le haga a uno temblar ante la idea de tener otro bebé, en esa etapa de su vida, cuando estaba seguro de que había terminado de hacer más. No es que no queramos a los niños, pero hemos llegado a un punto en nuestras vidas en el que sabemos que ya no podemos manejar a uno. Por lo tanto, un hombre consideraría conscientemente ser lo suficientemente valiente para saltar de un acantilado y hacerse una vasectomía. El pensamiento de otro niño, de hecho, hace que casi todos los hombres estén dispuestos a hacerlo, en lugar de convertirse en un padre de nuevo. A veces, si el hombre no es lo suficientemente valiente, su esposa lo empujará por el barranco y lo terminará. Él no tiene que tener más hijos y eso es todo; ella no tendrá más hijos y eso es todo.

Entonces, ¿por qué no funcionaría una vasectomía? Esta es la parte en la que escuchar al doctor realmente marca la diferencia, porque una de las instrucciones más importantes durante la consulta se da de forma clara y precisa. Aquí está: la forma de anticoncepción que está usando actualmente DEBE continuar usándose hasta que su médico decida y le diga que es oficialmente estéril! Ahora bien, esto puede parecer un detalle menor o de sentido común, pero te aterrorizaría saber que algunos pacientes no entienden el tiempo preciso y las pruebas necesarias para evitar el bebé sorpresa.

Cuando se trata de la anatomía de un hombre, la "bolsa mágica", llamada testículo, en la que nacen todos los espermatozoides, está conectada a la próstata y a las vesículas seminales a través de un tubo llamado vaso deferente. Este largo tubo es lo que el urólogo cortará para extraer una sección y lograr la infertilidad. El semen puede vivir en las vesículas seminales y en la próstata durante unas 6 semanas o 10-15 eyaculaciones después de la vasectomía. Esto significa que todos los espermatozoides que estaban cerca de la salida antes de la vasectomía siguen vivos y se consideran armados y peligrosos y listos para atacar de nuevo. Ahora estoy segura de que tengo toda su atención.

Así es como funciona la cañería allí abajo cuando se trata del esperma del que tu solías estar tan orgulloso, el mismo esperma que ahora probablemente le aterroriza a usted y a su pareja. El hombre tiene un escroto y es el saco que cuelga gloriosamente detrás de su pene. Este saco mágico contiene testículos que son órganos pequeños del tamaño de nuestra famosa nuez. Esta fue la parte fácil; luego está la fontanería real que entrega el esperma una vez glorificado que funciona casi tan bien como la bomba de una gasolinera donde vas a llenar tu Harley Davidson. Oh, sí, lo olvidé, lo dejaste cuando tuviste tu primer bebé. Así, el esperma actúa como el combustible que viaja desde los tanques subterráneos de la gasolinera hasta la bomba de gasolina que lleva tu dinero; aquí el combustible está listo para ser entregado en tu vehículo cuando presionas la manga y lo dejas fluir a través del dispensador, como un chorro, hacia el tanque.

El semen se produce en los testículos al igual que el combustible en los tanques subterráneos de la gasolinera local; debe llegar al surtidor de la bomba de combustible, al igual que el semen debe ser bombeado por el orificio de la orina. Para que esto suceda, el semen debe viajar por el vaso deferente, que es la paja que transporta el semen, de la misma manera que los tubos del tanque de combustible lo disparan fuera del dispensador y dentro del tanque. El semen viaja más o menos de la misma manera que la gasolina, la única diferencia es que el objetivo es diferente. Ambos son letales si no se manejan correctamente.

El vaso deferente es el pequeño conducto que se corta durante la vasectomía y hay espermatozoides a ambos lados del corte.

El esperma sube desde los testículos, a través del vaso deferente, más allá de la vesícula seminal, hasta la próstata. La vesícula seminal es sólo un nombre de fantasía para dos pequeñas glándulas que almacenan y producen la mayor parte de la sustancia húmeda que compone el semen; esto fortifica el esperma con un tipo de glucosa que lo fortalece y aumenta enormemente las posibilidades de dar en el blanco deseado, de la misma manera que Drew Brees del equipo de fútbol americano de los Saints de Nueva Orleans logra anotar con un pase directo al receptor, que había elegido previamente. ¡Ambos tendrán éxito!

Si no eres un fanático del fútbol americano, tal vez este último ejemplo no te convenga; entonces trata de imaginar la vesícula seminal y la próstata como una estación de carga para un coche eléctrico que necesita ser recargado completamente para poder correr. Los espermatozoides han aumentado su glucosa, por lo que su volumen ha aumentado debido a los fluidos que produce la próstata para ayudar a crear más espermatozoides. Aquí es probablemente donde se originó el término "bolas azules". En algún momento, debe haber una explosión para aliviar la presión que se acumula en la próstata. Cuando un hombre está listo para eyacular, los espermatozoides y el semen viajan juntos a lo largo de la uretra y salen del orificio de la orina.

De una manera muy curiosa, la glándula prostática y la vesícula seminal ayudan a aumentar la cantidad de semen, favoreciendo y protegiendo al esperma al aumentar sus posibilidades de supervivencia, abriendo las puertas del cielo, y en términos laicos, la libertad.

Ahora, puedes empezar a entender cómo funciona el vaso deferente como un sifón. El vaso deferente va desde los testículos hacia arriba, pasando por la vejiga seminal, a través de la próstata, y bajando por la uretra para una emocionante salida del orificio de la orina. El vaso o canal deferente y la uretra acompañan al esperma a través de la tubería de un hombre, de la misma manera que un atleta olímpico llevaría el testigo en la carrera de relevos de 400 metros para ganar la medalla de oro.

La parte más importante de toda esta conversación sobre las vasectomías es el hecho de que hay que entender que siempre hay suficiente gas o gas que queda en el tubo, o espermatozoides en el vaso deferente y en la próstata, para unas 6 semanas o 10 a 15 eyaculaciones de espermatozoides vivos y fértiles. Este es un factor muy importante de entender. Por lo tanto, lo que su médico le dijo, es que necesita usar métodos de control de la natalidad, hasta que confirme que es estéril examinando la muestra de esperma bajo el microscopio donde los pequeños nadadores no pueden esconderse. Bastaría con que un solo espermatozoide cruzara la línea de meta para que exclamaras "¡Uy, el bebé sorpresa!".

Si todavía no lo tienes claro, déjame decirlo de otra manera. Piensa en el esperma como combustible. Sabes que cuando llenas tu coche o moto con gasolina y has terminado de bombear, siempre queda algo en el tubo. Casi todo el mundo ha goteado gasolina en el lateral de su coche o en la parte superior del depósito de la moto, antes o después de llenarlo. También sabes que hay gotas de gasolina que quedan en ese tubo para el próximo coche o motocicleta que repostará. Tus espermatozoides no son diferentes de la gasolina de esa manguera DESPUÉS DE UNA VASECTOMÍA. Estoy segura de que ahora empiezas a entender por qué el riesgo de tener un bebé es más común de lo que crees.

¿Recuerdas cuando te dije lo importante que era escuchar las instrucciones de tu médico antes de la vasectomía? El médico debe declararte estéril, no antes de asegurarse de que tu pompa está vacía de semen fértil.

Así que ahora probablemente te preguntes cómo diablos hacer una vasectomía; una vasectomía es como quitar una sección de tubería y soldar ambos extremos. El urólogo cortará y retirará una sección del vaso deferente debajo de la próstata y justo por encima de los testículos y cauterizará y unirá ambos extremos para bloquear los espermatozoides que nunca volverán a salir de los testículos. Esto se hace a través de una muy pequeña incisión en el escroto y simplemente requiere 2 o 3 puntos de sutura para cerrar una vez terminado. El proceso total dura unos 15 minutos, si lo hace un buen urólogo. De todas formas no notará el paso del tiempo, porque se le darán algunas drogas fantásticas, que eliminarán todas las preocupaciones del mundo.

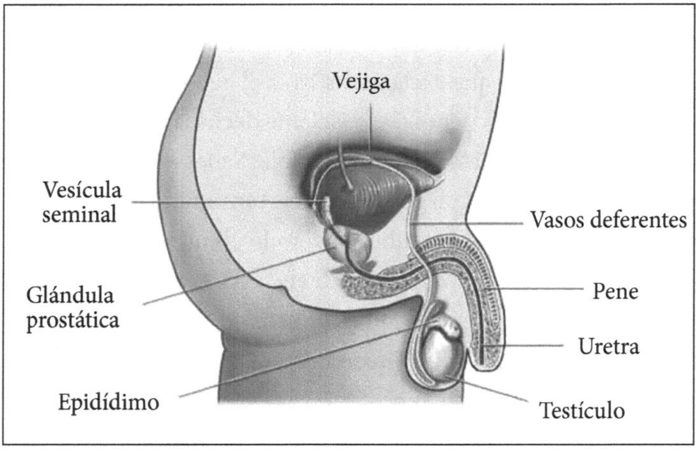

http://medicalterms.info/anatomy/Male-Reproductive-System/

Ahora que entiendes cómo funciona la fontanería, veamos los riesgos que implica la realización de una vasectomía, que no son nada como saltar de un barranco. Es mucho más seguro hacerse una vasectomía y los riesgos son mínimos, el peor de los cuales es el sangrado.

Existen otros riesgos, pero se producen con menos frecuencia. Es posible que experimente un dolor que dura incluso después de la cirugía y una inflamación, lo que dificulta el uso de esos "pantalones cortos blancos". Puede tener hemorragias, moretones y, en raras ocasiones, el vaso deferente puede volver a crecer después de que el urólogo haya cortado, atado y cauterizado toda la maldita cosa. En este punto, saltar del acantilado no fue tan mala idea para algunos de ustedes. Pero no te preocupes, esto es realmente muy raro, y si esto realmente te molesta y te preocupa, puedes simplemente volver a tu urólogo, examinando tu esperma periódicamente para tranquilizarte.

26

LOS CÁLCULOS RENALES NO DISCRIMINAN

Sólo los valientes piden ayuda

El tema de los cálculos renales, para aquellos que han vivido la experiencia de cerca o personalmente, habrá creado sólo para nombrarlos, una mueca de dolor. Los cálculos renales no discriminan entre los sexos. Estas malvadas formaciones ya han puesto de rodillas a los hombres y mujeres más valientes; puedo probarlo. Puedes empezar preguntando a cualquier mujer que haya tenido tanto un bebé como un cálculo renal y dejar que te explique la dramática diferencia entre ambos. Cualquier mujer que haya tenido esta experiencia le dirá que comparar el dolor, entre los cálculos renales y el parto, es mucho peor cuando un cálculo pasa.

Mi marido tuvo la amabilidad de contarme una historia sobre cálculos renales, que ocurrió durante sus días en el ejército, cuando era urólogo al servicio de los Estados Unidos. Nunca se le permitió compartir ninguna de sus aventuras en el campo conmigo, pero en este caso no fue necesario. Esta historia sucedió justo ahí, en la base. No se mencionarán nombres porque, afortunadamente, no puede recordarlos. Esta historia involucró a 3 hombres que estaban sirviendo en el equipo de fuerzas especiales. Estos tipos estaban entre los más duros de todos. Eso no es suficiente para describir lo duros que eran, así que déjame contarte un poco más sobre ellos, para mostrar lo duros que eran realmente y para entender mejor cuánto dolor sientes cuando pasas un cálculo renal.

Mi marido era el médico de este escuadrón de soldados de las fuerzas especiales y al parecer les encantaba el hecho de que el médico de su equipo fuera urólogo. ¿Qué tipo no disfrutaría de eso? La razón principal por la que mi marido era tan popular con el equipo de las Fuerzas Especiales era porque la mayoría de los chicos de la unidad querían hacerse una vasectomía.

Evidentemente, hay muchas vasectomías en el ejército. De hecho, tantos, que este particular hospital militar había apodado al día de la semana en que esta producción masiva de vasectomías se llevó a cabo, llamándolo "Viernes de la Vasectomía". Los viernes, de hecho, habían sido relegados a realizar todas las vasectomías necesarias. Por supuesto, siendo la esposa del Doctor, tenía que entender por qué las vasectomías se hacían los viernes.

El Doctor me miró como si fuera una pregunta tonta; la respuesta fue porque, haciéndola un viernes, el paciente podía poner hielo en sus testículos durante 2 días y volver al servicio completo el lunes por la mañana. ¿Quién sabía que la vasectomía era tan simple? Evidentemente, el Doctor puede realizarlo en sólo 15 minutos. Ahora imagina cuántos soldados pueden hacerse una vasectomía en un solo viernes, con cuatro urólogos en todo el hospital militar!

Un día, el Doctor estaba en el hospital militar y tres de sus hombres de las fuerzas especiales se presentaron juntos para hacerle una pregunta. Estos tipos le pidieron, de inmediato, que se hiciera una vasectomía. Por supuesto, el Doctor estaba más que feliz de conocer a sus compañeros y programó sus tres cirugías el siguiente "Viernes de la vasectomía".

Los tres soldados aparecieron el viernes siguiente y le dijeron al Doctor que habían hecho una apuesta entre ellos. Por supuesto, mi marido estaba muy intrigado y preguntó cuál era la apuesta. Los tres soldados explicaron que la apuesta era ver quién de ellos podía mantener bajo el ritmo cardíaco durante una vasectomía sin el uso de anestésicos. El Doctor dijo textualmente: "Ustedes están tan llenos de mierda y tan locos, que no voy a hacerlo". Los chicos de las Fuerzas Especiales, en ese momento, respondieron que ya lo habían aclarado con su comandante. Por supuesto, el Doctor no creció a su versión, así que llamó al comandante directamente desde la clínica, con los soldados escuchando. Como el comandante también era coronel, puede entender que la llamada no fue en absoluto casual.

El Doctor habló con el coronel explicando que tres de sus hombres de las fuerzas especiales estaban actualmente en la clínica y habían programado una vasectomía; continuó diciendo que los tres habían solicitado vasectomías sin anestesia. El Coronel interrumpió a mi marido diciendo: "Sí, me lo contaron y quieren que sea parte de su entrenamiento para mostrar cuánta disciplina tienen". Al Doctor le hubiera gustado responder, pero como era coronel, la respuesta fue "Gracias, señor".

Mi marido volvió a la cirugía y comenzó a hacer la vasectomía a cada soldado. Los ritmos cardíacos se habían vinculado a un monitor y documentado. Los tres chicos de las Fuerzas Especiales completaron con éxito su misión, realizando una vasectomía sin ningún tipo de anestesia.

El ritmo cardíaco ganador de la vasectomía realizada en estos tres soldados fue de 39 latidos por minuto. Los otros dos soldados registraron 42 y 43 latidos respectivamente. Cuando el Doctor me contó esta historia por decimonovena vez, se sintió obligado, en ese momento, a explicarme exactamente lo que se hace durante una vasectomía.

Hacer una incisión en el escroto, cauterizar el conducto que entrega la semilla mágica y luego coser el escroto. ¡Ay! Pero ten en cuenta que lo comparamos con los cálculos renales. Todo esto se hizo sin anestesia y cada uno de estos tipos de las fuerzas especiales mantuvo su ritmo cardíaco más bajo que un corredor olímpico. El ganador con el ritmo cardíaco más bajo, recibió un paquete de seis cervezas de sus compañeros, obviamente presumiendo. Por supuesto, después de todo el evento, el Doctor estaba tan aturdido que insistió en pagar él mismo las cervezas, uniéndose a ellos en el bar de la esquina.

El Doctor entonces les ofreció bebidas de todo tipo, los emborrachó y se sintió honrado de ser su conductor, llevándolos de vuelta a salvo a la base sin que ninguno de ellos hiciera más daño usando la semilla mágica. ¡Un gran viernes de vasectomías!

Ahora, sin embargo, vamos a llegar al corazón de la historia de esos chicos chulos. ¿Quién era el soldado de las Fuerzas Especiales que ganó la apuesta? Era el soldado más grande, fuerte y valiente que mi marido había conocido en su época de soldado. Pero la historia no termina ahí. Recuerde, estamos hablando de cálculos renales, la condición urológica que no discrimina, no importa lo que sea un soldado de las Fuerzas Especiales.

Alrededor de un mes después de la famosa vasectomía del viernes, con los tres soldados de las Fuerzas Especiales, el ganador de la apuesta, "El señor 39 golpes por minuto", se presentó al entrenamiento matutino, donde todos estaban presentes, incluyendo al Doctor. Ese día, el gran ganador estaba entrenando en el suelo llorando como un bebé y gateando con un dolor insoportable, tratando de superar el entrenamiento. Era el mismo tipo que no había necesitado anestesia durante su vasectomía.

Este macho, tenía un cálculo renal. Le dijo al Doctor que iba a morir. Inmediatamente mi marido se dio cuenta de que era un cólico renal porque es la típica expresión que se usa cuando se tiene tanto dolor. Al ver al ganador del concurso de vasectomía el viernes, gateando por el suelo durante el entrenamiento matutino y llorando como un bebé delante de sus compañeros, todos sabían que tenía que ser algo realmente malo. Nadie cuestionó nunca el nivel de dolor que este chico rudo tuvo que soportar.

El cálculo renal nunca había pasado porque era más grande de 5 mm y el Doctor terminó extrayéndolo con un procedimiento llamado litotricia. Es un proceso en el que se utilizan ondas sonoras dentro del riñón para romper el cálculo en fragmentos para que pueda ser expulsado. Después del procedimiento de litotricia, se sacaron los fragmentos de piedra y el Doctor se los mostró al chico para mostrarle lo que le había golpeado tan fuerte. El soldado se enfrentó cara a cara con el enemigo desde el interior, y se sorprendió al ver lo pequeños que eran los fragmentos de piedra. Luego se enviaron al laboratorio para determinar el tipo de composición que se había eliminado, para futuras referencias, si fuera necesario.

Los cálculos renales pueden ser causados por varios factores, como la deshidratación, que es la razón más común. Hay otras razones como el uso de drogas, la obesidad, la dieta y el viejo ADN. Existe el mito de que los productos lácteos pueden causar cálculos renales, pero esto sólo es cierto si el intestino absorbe más calcio que en una persona promedio. La gran mayoría de los cálculos renales no se ven afectados por los productos lácteos de la dieta. La mayoría de los cálculos renales son causados por la deshidratación. Sí, es tan simple como eso. Cuando escuchas a alguien diciéndote que bebas más agua, no están bromeando. Bebe mucha agua todos los días o prepárate para sufrir de la misma manera que sufrió el soldado de las Fuerzas Especiales. Además, ¡también era un tipo duro!

Así que, evidentemente, la primera vez que tienes un cólico renal, el paciente no está seguro de qué demonios le pasa. Por el contrario, la persona que ha sido afectada por un cálculo renal en el pasado sabe exactamente lo que le está sucediendo y entra en pánico, buscando rápidamente el número de teléfono de un urólogo o dirigiéndose directamente a la sala de emergencias para conseguir cualquier analgésico disponible, porque ciertamente sabe lo que va a suceder, y es mucho más aterrador que ser contactado por la Agencia Tributaria.

Hay diferentes tipos de cálculos renales de los que hablar, pero para simplificar y entender las bases y la forma de tratarlos, me centraré en las dos categorías más comunes que se encuentran regularmente, en la opinión personal de mi marido. No es necesario entrar en tales detalles cuando hay más de 21.000 urólogos en el mundo. Además, no soy médico, sino sólo su atractiva esposa. Todo lo que necesitas saber, por todo lo que he aprendido, es que los cálculos renales duelen tanto que crees que vas a morir.

Pero aquí hay una última sorpresa para los curiosos: la principal categoría de cálculos renales es un cálculo basado en el calcio y es la más comúnmente eliminada. La segunda categoría de cálculos renales es un cálculo de ácido úrico, que es más común en los hombres. Si quieres más detalles, ve a tu urólogo.

27

EL DOCTOR SE CONVIERTE EN EL PACIENTE

La realidad es necesaria a veces

Bueno, debes haberte imaginado que el Tiempo llegaría algún día al ego del Doctor y a su clara creencia de que sus músculos ya no eran los de cuando tenía 26 años. Su dedicación y trabajo duro en el gimnasio, combinado con su amor por las competencias de tiro de velocidad, lo llevó a una lesión del manguito rotador. Sí, el Doctor fue puesto fuera de servicio temporalmente, en todos los sentidos. Este es el momento en que su esposa tiene que respirar profundamente y tratar de recuperar la paciencia, la amabilidad y la atención para todo lo que el Doctor requiere y desea, para que todo funcione sin problemas.

Durante el proceso de recuperación postoperatoria, fue necesario que el Doctor se recuperara primero de los efectos de la anestesia que se le había administrado durante la cirugía. Cualquiera de ustedes que haya sido sometido a una cirugía mayor sabe que toma un par de días limpiar su cuerpo de estos medicamentos pesados para sentirse bien nuevamente. En lo que a mí respecta, sabía que mi marido no estaba al 100% todavía y me di cuenta de que estaría un poco nublado y lento durante unos días después de la cirugía. Como no soy médico, pensé que la causa de la situación de la que le voy a hablar era una combinación de la anestesia y los analgésicos que se enviaron a casa desde el hospital. De todos modos, mi marido fue bastante divertido en los días siguientes, porque no era sólo un paciente; estaba tratando de ser un médico de todos modos.

La historia tomó un giro tragicómico cuando mi marido empezó a prestar especial atención a su intermitente incapacidad para orinar como una estrella de rock. Sé que no debería reírme de mi marido ahora mismo, pero es el único hombre sobre la faz de la tierra, que yo sepa, que analizaría a fondo su incapacidad para orinar después de una cirugía tan importante como la del manguito rotador. Mi marido me miró con sorpresa, después de salir del baño, simplemente desconcertado por la dificultad que acababa de tener para orinar. Continuó describiéndome el desafío con tal detalle que logró obtener la imagen exacta en mi mente. Mientras trataba de mostrar compasión e interés, mientras escuchaba a mi marido, dentro de mi cabeza pensé: "¿Realmente tengo que tener esta conversación ahora?". Continuó describiendo algo que casi todos los hombres han experimentado, pero probablemente nunca se había tomado el tiempo de analizar, con tanto detalle, en un intento de analizar la causa y el efecto por el cual su flujo de orina no cooperó después de la cirugía. Eso es lo que pasó.

El Doctor trató de orinar correctamente y notó que su flujo se redujo drásticamente. También sintió que nunca podría vaciar su vejiga por completo. Incluso se levantaba cada hora para tratar de no empezar nunca, lo que le hacía temer que pudiera entrar en lo que se llama retención de la vejiga. Ningún otro ser humano temería la retención de la vejiga porque, mientras no la sufriera, no sería consciente de que la vejiga puede simplemente dejar de funcionar correctamente. Esto sucede cuando no eres capaz de vaciarla por completo y necesitas insertar un catéter para deshacerte de ella por completo. Estoy segura de que tengo toda su atención en este momento, y para aquellos de ustedes que han tenido experiencias postoperatorias, ahora entienden por qué no han podido orinar.

Como amante esposa del Doctor, tuve que sentarme, mantener una expresión seria y mostrar un interés absoluto en el tema de su orina. Después de todo, lo describió con tanta pasión y tantos detalles precisos; ¿Cómo no iba a estar tan involucrada? Mi marido me reveló su solución y decidió que aumentaría el Tadalafil, que suele llamarse Cialis, en el uso diario. Imagina mi consternación cuando me enteré de que no estaba tomando píldoras de erección sólo para mí. No tenía ni idea de que el Tadalafil ayudara a la próstata con problemas de vejiga. Esta píldora mágica era ciertamente más poderosa de lo que yo había pensado. Si podía conseguir una erección y aliviar la vejiga, ¿qué otra cosa podía hacer que fuera tan genial?

El Doctor tomó un típico sedante para el dolor postoperatorio con el que estaba muy familiarizado, ya que lo prescribió a todos sus pacientes después de la cirugía. Mi marido nunca relacionó el concepto de la función de la próstata con la recuperación postoperatoria de la anestesia a los analgésicos. Nunca pensó mucho en el hecho de que la próstata podría tener una crisis postoperatoria y que las cañerías podrían dañarse por la introducción de drogas anestésicas en su sistema. Después de todo, el protocolo estándar a seguir durante la cirugía ya era bastante difícil: ir a casa con una receta, tomar tres días de analgésicos y superar lo peor del dolor. Fue entonces cuando quedó claro que la cirugía del manguito rotador no era tan diferente de las grandes cirugías que mi marido realizaba regularmente.

El Doctor se sorprendió al darse cuenta de que ser el protagonista en esa mesa de operaciones, como paciente, llevaría a la consiguiente disminución del flujo de orina. Para un hombre de 50 años, que ya está luchando con una próstata rebelde, que se niega a derramar ni una sola gota, hasta que esté condenadamente listo, los problemas de orina postoperatorios son como un gancho de izquierda. Cuando su próstata finalmente decidió cooperar, después de hacerle perder el control hasta que le doliera el estómago, el flujo de pis parecía más bien una piedra que saltaba lentamente a lo largo de un gran lago. Incluso el Doctor se sorprendió por este descubrimiento una vez en el baño. Yo, por supuesto, no tuve la paciencia de quedarme a la escucha de su pis, el sonido de esa "roca" y las siguientes quejas. Encontré estratégicamente algo que me mantuvo ocupada en otra habitación mientras mi marido trabajaba en su experimento de laboratorio, tratando de encontrar una nueva forma de orinar correctamente, sin que la solución sea un catéter. Me alegro de no escribir un capítulo sobre el autocateterismo porque aún no soy lo suficientemente valiente para enfrentarme a toda la urología.

Cuando el Tadalafil entró en su sistema, en las siguientes veinticuatro horas, el Doctor no paró de hablarme de la dramática variación de su pis. Recibí toda una conferencia sobre cómo era el único medicamento para la erección que se podía usar para tratar los síntomas urinarios. Pensé que estaba tratando de justificar el uso de un medicamento para la erección y por qué podía empezarlo mientras estaba en casa. Seguramente, no puedes quejarte de eso. Me dijo que la dosis que usaba para ayudarle a orinar era sólo de 5 mg. Eso no significaba nada para mí hasta que me explicó que se necesitarían 20 mg de la misma droga para una erección. ¿Quién lo sabía? Esto es sólo una pequeña parte de mi vida secreta como esposa del Doctor. En este punto, traté de recordar qué tipo de cirugía lo inició todo. Estaba segura de que era una simple cirugía del manguito rotador, pero empecé a pensar que se había sometido a una cirugía urológica. Pensé que estaba arreglando su hombro, no que estaba creando una disfunción de la próstata y tenía que encontrar una manera de arreglarlo. Espero que la gente que usa Tadalafil esté leyendo mi libro, porque acabo de dar un nuevo enfoque a la venta de su droga en bandeja de plata.

El Doctor no se detuvo ahí. Hay información aún más interesante sobre cómo orinar después de una cirugía mayor, bajo anestesia general. Resultó que mi marido probó unas cuantas recetas más para aliviar sus molestias urinarias y llegó a la conclusión de que el medicamento para la próstata Flomax no dio ningún resultado durante la recuperación postoperatoria. Para el Doctor, esta droga no sólo hizo que su nariz goteara, sino que también provocó que su presión sanguínea bajara. Probablemente porque estaba acostado para recuperarse de su propia cirugía, en lugar de estar en el trabajo, todo estresado y listo para sus pacientes.

Los problemas de presión sanguínea de mi marido son sólo otro trastorno relacionado con la edad que esperamos desaparezca el día que se jubile. El Doctor no se detuvo y continuó probando el Rapaflo, que era otro tipo de píldora para orinar, pero ni siquiera eso le ayudó después de la cirugía. Aprendí más sobre la próstata y la orina después de esta cirugía que en cualquier otro momento. La parte más rica se discutió en el desayuno en IHOP (una cadena de restaurantes internacionales americana especializada en desayunos) los primeros días de su investigación; recibí un diario personal de mi marido sobre los resultados farmacéuticos de cada una de las píldoras para orinar que se prescribieron y en nuestro casillero, todo por la cirugía del manguito rotador. Todavía no entiendo bien cómo estos dos temas van de la mano, pero creo que en nuestra casa todavía se considera normal. Admiro la forma en que mi marido ha encontrado un modo de apasionarse por un chorro de orina, incluso cuando no está trabajando; le ha proporcionado la distracción de jugar a ser detective y científico al mismo tiempo. ¿Quién hubiera pensado que la próstata sería un problema tan grande en un hombre que se ha sometido a una cirugía del manguito rotador?

La gran lección que hay que aprender está aquí y no sólo para el Doctor, sino para cualquier hombre que haya sido sometido a una cirugía mayor; después de someterse a la anestesia general y/o a los analgésicos, sea consciente de que puede tener problemas para orinar cuando regrese a casa desde el hospital. Esta nueva información ha motivado a mi marido a ser más consciente del flujo de orina de sus pacientes después de la cirugía, ayudándoles a afrontar mejor los primeros días de recuperación una vez en casa.

Personalmente, en el caso de mi marido, se aseguró de tomar Tadalafil (Cialis) todos los días durante la fase de recuperación en la dosis baja recomendada. Sólo más tarde nos enteramos de que esta droga fue aprobada para el tratamiento de la Hiperplasia Prostática Benigna (HPB), o una próstata no reactiva. Recuerde mantener el número de teléfono del urólogo cerca de usted si experimenta el mismo tipo de síntomas postoperatorios. Esta información literalmente salvará el día y le ayudará a orinar y vaciar la vejiga durante la fase de recuperación de la operación.

28

RECUERDOS DE UNA VEJIGA TROTAMUNDOS

Las verdades íntimas son una bendición para los demás

Ya que hemos cubierto casi todos los aspectos de cómo funcionan las tuberías tanto masculinas como femeninas, pensé que sería divertido escuchar una historia sobre las cosas que se esconden en su interior. Esta historia fue una de las experiencias más emocionantes que mi marido tuvo como urólogo porque algo que sólo había visto en una diapositiva durante sus estudios médicos, había aparecido delante de nosotros como vivo y real. Tenemos los vecinos más increíbles del mundo y los encontramos casi todos los días cerca del buzón. En lo que a mí respecta, estas personas son las más bellas del planeta; cualquier cosa que necesiten, estamos aquí para ayudarles.

Habían hecho un fantástico viaje a España para volver a sus raíces familiares y también tomaron el tan necesario descanso de sus carreras. Pasaron unas dos semanas en España y todo salió bien.

Esta historia te dejará alucinado; ¡le prendió fuego a sus vidas y entusiasmó al Doctor con los resultados!

Unos 3 años después de su viaje a España, nuestra vecina Sandy estaba haciendo las cosas habituales; todo estaba bien hasta que empezó a mear sangre de color rojo brillante. Por supuesto, me llamó inmediatamente para tratar de pasar por la "puerta secreta" del Doctor y conseguir un carril rápido, y yo, por supuesto, la hice pasar. Sandy pudo ponerse en contacto inmediatamente con el Doctor y comenzó a describir los síntomas, incluyendo el orinar ese color rojo brillante después de una caminata rápida de cuatro millas. A esto le siguieron todas las pruebas urológicas habituales, que incluían una cistoscopia. Es cuando te meten una pequeña cámara en la uretra, o en el orificio de la orina, y miran dentro de tu vejiga. El Doctor en ese momento, notó inmediatamente un punto benigno del tamaño de un alfiler visible en la pared de la vejiga; lo quemó inmediatamente pensando que todo había terminado.

Varias semanas después, se repitió el mismo escenario, siempre con la sangre de color rojo brillante que se veía después de las mismas cuatro millas recorridas y los síntomas se resolvieron inmediatamente. Dos horas más tarde, Sandy fue a visitar a su madre en su casa original de 60 años (con tuberías). Por supuesto, Sandy necesitaba un "descanso para ir al baño" después del viaje y una vez que orinó, notó algo extraño. Esperaba ver más sangre, pero la orina era inusualmente clara también, lo que hizo mucho más fácil ver a dos gusanos temblando en el agua del inodoro! Un bicho parecía tener la forma de un arco y el otro la de una flecha. Evidentemente estas formas eran la prueba de que uno era macho y la otra hembra, claramente en camino de procrear más pequeños parásitos en la vejiga de Sandy.

Sin estar segura de si los gusanos venían de las tuberías de la casa o de las suyas propias, ella pescó en la taza del baño, con un cucharón de la cocina, recogiendo la pareja de gusanos y dejándolos caer en un frasco vacío de pepinillos que su madre había guardado durante años. Cuando Sandy regresó a casa, llamó inmediatamente al Doctor, que estaba de vacaciones en Miami, ese domingo por la tarde. Gracias a la tecnología, Sandy pudo enviarle al Doctor un video y una foto de inmediato para que viera los gusanos en vivo en el frasco de pepinillos directamente desde Miami.

Cuando mi marido recibió las fotos y el video, se puso visiblemente nervioso porque sabía exactamente lo que estaba mirando. Todo lo que le oyó decir fue, "¡oh mierda!" Naturalmente, intrigado por lo que estaba sucediendo, le pedí explicaciones e inmediatamente me respondió que era un parásito raro llamado Schistosoma Haematobium y que no podía creer que estuviera presenciando un espécimen vivo.

El Doctor aconsejó a Sandy que viera a un médico especializado en enfermedades infecciosas, que estaba igualmente entusiasmado con la observación de especímenes vivos. Cuando vio esos mismos dos gusanos que Sandy llevaba en su frasco de pepinillos, confirmó que eran un macho y una hembra, que probablemente se aparearían y formarían una pequeña familia dentro de su vejiga. Es interesante observar que el ciclo de vida de estos gusanos comienza en el interior de los caracoles de agua dulce y es excretado por el caracol, liberándolos en el agua. Esta larva flotante nada libremente hacia ti y se pega a ti en un intento de penetrar la piel, comenzando su viaje hacia tu vejiga. El cuerpo de agua de donde vienen estas pequeñas criaturas puede ser tan pequeño como un charco, así que ten mucho cuidado cuando viajes.

Mi querida vecina Sandy escribió que se sentía la persona más afortunada del planeta al vivir al lado de los vecinos más generosos e inteligentes de la historia. (¡Gracias, Sandy!) Estaba agradecida al experto que vivía al otro lado de la calle que la había ayudado en ese momento crítico de la salud! Siguió los cuidados que se le dieron, el parásito murió, dejándola libre para volver a su trabajo, haciendo del mundo un lugar mejor gracias a su dedicación a las políticas de salud para los niños de bajos ingresos en América.

29

SEXO CON EL DOCTOR

Amar es el deseo más profundo del alma

Esta es una pregunta que me hace a menudo mi nueva ginecóloga; ella también quiere saber si es "hermoso". ¿Por qué tanto interese sobre cómo va el sexo con el Doctor? Eso es, después de todo, privado. Sólo porque una de sus subespecialidades sea la medicina sexual (sí, es una especialidad real) me da mucha vergüenza cantar las alabanzas de mi marido a cualquiera que lo pida. Supongo que la gente quiere saber si se aprovecha de una de las herramientas del oficio, usándola en su beneficio o en el mío.

Así que, esto es lo que me di cuenta, después de estar con este hombre durante casi 20 años. Es casi vergonzoso admitir que somos como todos los demás cuando se trata del "departamento de sexo", donde toda la tubería está involucrada. Hay varios grados de complicidad, disponibles para ambos, para mantener alta la calidad de nuestra vida sexual. Estoy seguro de que con el tiempo y la edad todo cambiará, tanto para mí como para él. Por ahora, ciertamente estoy disfrutando el hecho de haberme casado con un hombre que conoce ambas anatomías, masculina y femenina, de la misma manera que un astronauta conoce las estrellas. Esto deja tantas oportunidades de explorar cosas nuevas y todavía inspira tanto entusiasmo por todo lo que está por venir. Dejaré el resto a su imaginación y a su disfrute.

PENSAMIENTOS FINALES

Abrir las puertas permite que tu alma se levante

Al reflexionar sobre su salud urológica, recuerde que estos trastornos son a veces también los factores más importantes que provocan problemas conyugales o de relación. Los trastornos urológicos que he mencionado son muy reales y dificultan tanto el logro de una calidad de vida satisfactoria como una relación, tanto física como mental y emocional. Le aseguro que los hombres y las mujeres no comparten sus problemas urológicos con su cónyuge o pareja. Este es un tema difícil de discutir. Esperamos que la información contenida en este libro le dé el valor de buscar el urólogo adecuado, que le permita volver a vivir su vida al máximo.

Creía que estaba casada con un fontanero y a veces con un constructor, pero al final, casarme con el tipo que puede arreglar penes y vaginas fue mucho más gratificante de lo que jamás hubiera podido soñar y fue ciertamente una experiencia que me abrió los ojos. Solía ser una chica de la informática en la América corporativa. Mi vida era completamente privada, y mi cuerpo era lo último que me importaba. Pero ahora me doy cuenta de que no necesito ser médico para ayudar a la gente. Me he convertido en un enlace entre el paciente y un médico altamente cualificado. He experimentado una nueva sensación de alegría al poder escuchar y cuidar a las personas que sufren y que acuden a mí en busca de ayuda u orientación. Simplemente informo de todas las cosas técnicas a mi marido, el Doctor, aprendiendo a ser siempre amable, cuidadosa y compasiva.

Me daba tanta vergüenza decir que estaba casada con un urólogo, hasta que entendí cuánto ayuda a la gente por medios que nunca imaginé. Hablar de todo lo que hay en mis pantalones tampoco era seguro para mí al principio. Fue tan humillante como lo fue para un paciente. Así que, sin sentirme avergonzada, me uní a todas las personas que vinieron a pedirme ayuda con sus problemas urológicos. Estaba dispuesta a estar abierta y receptiva al sufrimiento, al de otras personas.

Ver a mi marido tan apasionado por algo que me hace sentir incómoda, me hace amarlo aún más. Ahora tengo mucha más confianza en todo lo relacionado con la urología y siento menos estrés cuando la gente comparte conmigo sus problemas con sus genitales. En cualquier caso, sigo encontrando un lado humorístico, que nunca duele.

También he aprendido que el conocimiento de mi marido sobre mi sistema genital y el suyo está realmente relacionado con el bien común. Aprecio profundamente su valor como urólogo y mientras sigo envejeciendo, tengo gran admiración por su competencia y habilidad. Sé que un día seré el paciente.

Así que buena orina; que tu flujo sea continuo y seguro, con la capacidad de detenerlo cuando tú lo decidas.

AGRADECIMIENTOS

En primer lugar, me gustaría dar gracias a Dios por su inspiración divina al usarme como un recipiente para ayudar a la gente de todo el mundo. Confiar en lo divino fue el mayor regalo y el mayor desafío. También me gustaría agradecer a mi maravilloso marido, que me inspira de maneras que ni siquiera conoce. Su apoyo, su experiencia y su extrema paciencia con mis interminables preguntas, son la prueba de su profundo amor por mí. ¡Gracias, te quiero!

Quiero hacer un reconocimiento especial a mi padre, que se sentó a mi lado en el escritorio durante incontables horas escuchando mis capítulos, riendo juntos, mientras ambos aprendíamos tantas cosas nuevas sobre la Urología. Ha sido increíble hacer este viaje contigo, Pa. Eres la mayor inspiración para mí y para muchos otros.

A mi hermano Ray. Su juicio franco y honesto ha sido más de lo que podría haber imaginado. Me has ayudado a entender la verdadera perspectiva de los hombres de mediana edad y su miedo al preguntar sobre la Urología. Fuiste muy valiente al ser parte de esto y estaré por siempre agradecida por tus incontables horas y tus iluminaciones. Te quiero.

También quiero agradecer a Claudia, por su estímulo e inteligencia, al darme la idea de publicar el libro en español. Abriste una puerta más grande de lo que jamás hubiera imaginado y me motivaste a difundir mi mensaje por todo el mundo. ¡Y por eso te quiero!

A los muchos freelancers que han compartido sus habilidades y talentos, para ayudar a hacer este libro más completo. Todos y cada uno de ustedes han sido muy amables e inspiradores a lo largo de este camino. Sabes de quién hablo y espero haberte hecho sentir orgulloso de ser parte de este proyecto. ¡Gracias!

Y para terminar, a mis hijos que han soportado largas horas de trabajo de la mamá en este libro. Vuestro amor y apoyo me demostraron que podía reinventar mi vida de una manera que haría del mundo un lugar mejor y seguiría amándoos para siempre!

LISTA DE RECURSOS

https://www.urologyhealth.org/
Urology Care Foundation

https://www.auanet.org
American Urological Association

https://www.smsna.org
Sexual Medicine Society of North America, Inc.

https://www.isswsh.org/
The International Society for the Study of Women's Sexual Health (ISSWSH)

https://www.menopause.org/
The North American Menopause Society (NAMS)

http://riskcalc.org:3838/PBCG/
Prostate Risk Calculator
Copyright © 2006 - 2018 UT Health San Antonio